대한소아이비인후과학회
대한이비인후과의사회
선정 추천도서

이비인후과 의사가 들려 주는

우리 아이 귀코목

대한소아이비인후과학회
대한이비인후과의사회

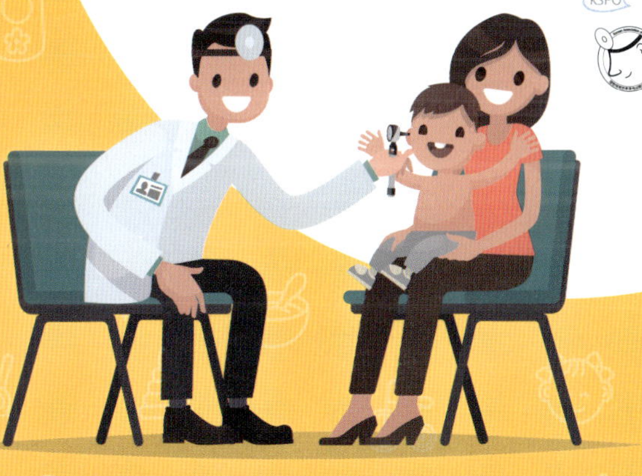

세종의학

머리말

아이들은 태어나서 자라는 과정에서 여러 질환에 노출되게 됩니다. 부모의 입장에서 아이가 아플 때 가장 속이 상하고 이러한 질환을 어떻게 극복하고 또 관리해 나갈지 여러 궁금증이 생기게 됩니다. 최근에는 인터넷, TV, 라디오 등 손쉽게 접할 수 있는 여러 미디어를 통해서 건강에 대한 많은 정보들을 얻을 수는 있지만, 수많은 정보 중에서 내 아이에게 꼭 맞는 의학 정보만을 골라내는 일은 쉽지 않습니다. 특히 감기, 중이염, 축농증 등을 비롯한 귀, 코, 목의 여러 질환들은 아이들에게 가장 흔한 질병이지만 이에 대하여 정말로 꼭 필요한 지식을 구하는 것은 더욱 어려운 일이며, 귀, 코, 목 질환의 전문가인 이비인후과 의사가 쉽게 풀어 쓴 질환에 대한 소개와 치료 방법은 전혀 없는 실정입니다. 물론 이비인후과 병의원에서 의사 선생님을 만나 궁금한 점들을 문의할 수도 있으나 짧은 진료시간 안에 궁금증을 모두 해결하는 것은 쉽지 않은 것이 현실입니다.

대한소아이비인후과학회와 대한이비인후과의사회에서는 아이의 귀, 코, 목 질환에 대해 부모님들께서 신뢰할 수 있는 정확한 지식을 전달하고자 하였습니다. 여러 분야의 이비인후과 전문의 선생님들이 이비인후과 질환을 부모님의 입장에서도 알기 쉽게 소개하는 책자입니다. 아이를 키우면서 자주 경험하게 되는 흔한 귀, 코, 목 질환들에 대해 진단, 치료 방법과 주의할 점을 부모님들께서 이해하시기 쉽도록 간결하고 정확하게 전달하려 노력하였습니다. 특히 주요 질환에 대해서는 한번에 해당 질환에 대해 이해할 수 있도록 간단한 삽화를 넣었으며, 많은 그림으로 각 질병을 쉽게 이해할 수 있도록 만들었습니다.

앞으로 대한소아이비인후과학회는 귀, 코, 목 질환을 앓는 아이들을 위해 아이를 키우는 부모님들께 전문 지식을 전달하고 소통하려는 노력을 계속 하겠습니다. "이비인후과 의사가 들려주는 우리 아이 귀, 코, 목" 책자가 육아 과정에서 아픈 우리 아이를 이해하고 보살피는 작은 지침서가 되기를 기원합니다.

2017년 12월

대한소아이비인후과학회장 채성원

추천사

우리 아이들은 매일 같이 숨을 쉬고, 듣고, 말하고 냄새를 맡으며 음식을 먹고 있습니다. 이런 중요한 생명현상이 우리 아이의 귀, 코, 목을 통해 이루어집니다. 외부세계와 통하는 입구이면서 쉬지 않고 일을 하기 때문에, 아이들이 성장하면서 자주 문제가 생겨 질환이 많은 곳입니다.

우리 아이들의 '호흡기와 이와 동반된 감각기'를 담당하고 있는 이비인후과 의사들이 책을 만들었습니다. 많은 의학적 정보 속에서 부모님들이 쉽게 이해하고 정확한 정보를 얻어, 아이들의 건강한 생활과 성장에 도움을 주기 위해 '이비인후과 의사가 들려주는 우리 아이 귀, 코, 목' 책자를 발간하였습니다.

중이염, 축농증, 편도선염 등은 부모님에게 낯설지 않은 용어들 이지만, 막상 아이가 아파서 병의원에 다니게 되면 질환에 대한 의사의 정확한 설명보다는 인터넷 같은 매체나 이웃의 말에 쉽게 귀를 더 기울이는 분들이 종종 계십니다. 이웃의 이비인후과의원에서 만나게 되는 의사선생님과 교감이 있으시겠지만, 짧은 진료시간으로 진료실에서 못 나눈 아이의 질환에 대해 부모님이 이 책으로 공부하고 이해를 한다면 아이들의 귀, 코, 목은 더욱 건강해 질 것이라 생각합니다.

이전에도 아이들에 대한 의학정보를 전달하는 책자가 많이 있었지만, 일부의 책자 내용은 올바른 정보를 전달하지 못하거나 낡은 정보를 답습하는 경우가 많았습니다. 이에 '대한소아이비인후과학회'와 '대한이비인후과의사회'는 2년여의 시간을 들여 기획하고 정리하여 가다듬고, 부모님들이 이해하기 쉽게 삽화를 넣고 그림으로 질병을 쉽게 이해하게 하는 등 자체 검증을 통해 한 권의 책을 완성하였습니다.

이 책의 집필진은 이비인후과 진료 현장에서 많은 경험을 쌓고 학문적 완성도가 최고조에 다다른 현직 이비인후과 전문의 선생님들로 구성되었으며, 이 집필진들의 정성과 사명감으로 '대한소아이비인후과학회'와 '대한이비인후과의사회'를 대변하는 책자를 완성하였습니다.

앞으로 이비인후과 의사들은 우리 아이의 귀, 코, 목 건강에 대해 부모님들이 쉽게 이해하고 올바른 치료의 동반자가 되게 도와드릴 것이며, 이 책이 하나의 매개체가 될 것으로 기대합니다.

2017년 12월

대한이비인후과의사회장 홍일희

편찬위원회

편찬위원장

문일준 (성균관대학교 의과대학 이비인후과학교실)

편찬위원

김상욱 (경상대학교 의과대학 이비인후과학교실)

김종엽 (건양대학교 의과대학 이비인후과학교실)

김진환 (한림대학교 의과대학 이비인후과학교실)

박선태 (코모키 이비인후과)

안용휘 (을지대학교 의과대학 이비인후과학교실)

이종선 (연세코웰이비인후과)

정우진 (서울대학교 의과대학 이비인후과학교실)

차례

예방접종 바로 알기

이비인후과 의사가 들려주는

우리아이 **귀, 코, 목**

귀

귀에 자꾸 손이 가고 가려워해요

귀지가 자주 생겨요

귀에서 냄새가 나요

귀 앞에 구멍이 보여요

귀 모양이 이상해요

중이염은 무엇인가요?

아이가 잘 못 듣는 것 같아요

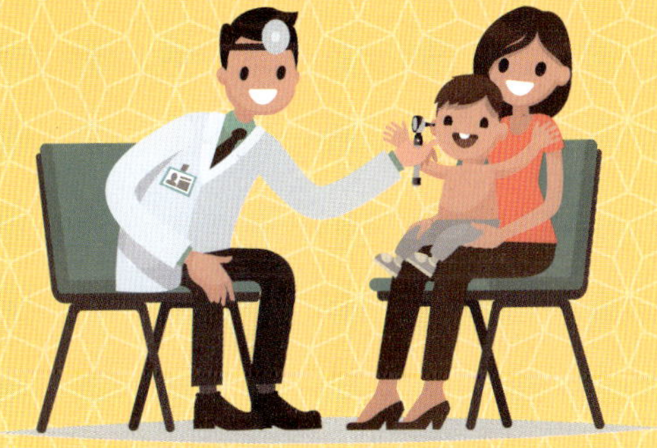

귀에 자꾸 손이 가고 가려워해요

을지대 안용휘

여름철 수영장에 다녀온 후부터 아이가 귀를 자주 건들거나 귓속을 긁는 행동을 보이는 경우가 종종 있습니다. 말이 잘 통하는 나이에는 귀가 가렵다는 표현을 직접 할 수 있지만, 의사소통을 제대로 할 수 없는 어린 나이에는 아이가 왜 귀를 긁는지 이유를 정확히 알기 어렵습니다. 귓속에 특별히 큰 문제가 없을 때도 귀지나 이물질 때문에 약간 가려울 수도 있고, 중이염이나 외이도염 등 염증 증상의 하나일 수도 있습니다. 이러한 귀 가려움증의 원인과 대처방법에 대해 알아보겠습니다.

우리 아이가 왜 귀를 자꾸 긁을까요?

귓구멍 속에도 고막에 이르기까지 피부가 존재하는데요. 가려움증은 피부 질환에서 가장 흔히 나타나는 증상으로, 피부에 대한 물리적 또는 화학적 자극 때문에 생깁니다. 우선 병원을 찾을 정도로 심하게 귀가 가려운 것은 급성 외이도염이 가장 많습니다. 어린이는 급성 중이염이 있을 때 고막이 터지면서 고막 안쪽 고름이 귓구멍 쪽으로 새어 나오면서 가려움증이 있을 수 있습니다. 외이도염만 있는지, 중이염이 동반되었는지는 증상만으로는 구분하기 어렵습니다. 그렇기 때문에 이비인후과 전문의의 진료를 통해 정확하게 진단받고 그에 맞는 치료를 시작해야 합니다.

외이도염의 원인에는 피부 손상, 습도, 온도, 발한, 알레르기, 자극, 외상,

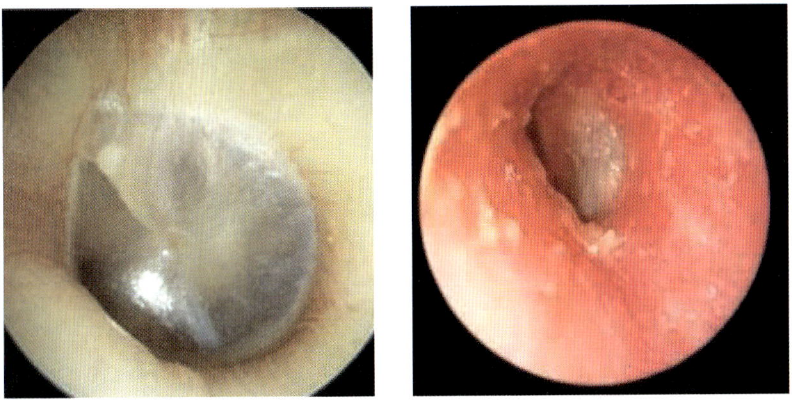

그림 1.1 정상 고막 및 귓구멍 속 피부(왼쪽)와 급성 외이도염(오른쪽)

오염, 귀지 제거 후, 외이도 피부의 알칼리화 등이 있습니다. 정상적인 귓구멍은 pH 6.0 정도의 산성 보호막이 있어 균 증식을 억제하고 있으며, 귓구멍 피부는 지속적인 탈피와 귀지의 움직임으로 자연세척이 이루어집니다. 이때, 습도 증가, 건조, 자극, 세균 침입 등과 같은 요인에 의해 염증을 방어하는 기능이 깨어질 경우 외이도염이 생기게 됩니다. 처음에는 가벼운 가려움증으로 시작된 증세가 귓구멍을 긁게 만들어 피부 외상을 일으키면 염증이나 피부 손상이 더 심해져 진물을 유발하고, 이것이 다시 가려움증을 유발하는 악순환으로 이어지면서 만성 외이도염으로 진행됩니다.

외이도염만 있는 경우에는 귓구멍 안을 자주 진찰하면서 소독하고, 귓구멍 안의 산성(acidification)을 유지하도록 하며, 증상의 경중에 따라 적절한 약물치료를 시행하게 됩니다. 염증이 심해서 귓구멍 안이 많이 부어 있을 때는 작은 거즈, 면 조각 등을 항생제 물약에 적셔서 귓구멍 안으로 부드럽게 밀어 넣어 공간을 확보하게 됩니다. 중이염의 원인과 치료 원칙은 동일하므로, 이 책자의 중이염 파트를 참조하시기 바랍니다.

귀지 그 자체로 가려움증이 유발되지는 않지만, 염증을 동반하거나 귀지를 파다가 고막 근처로 들어가면 가려운 느낌이 들 수 있습니다. 일단 귀

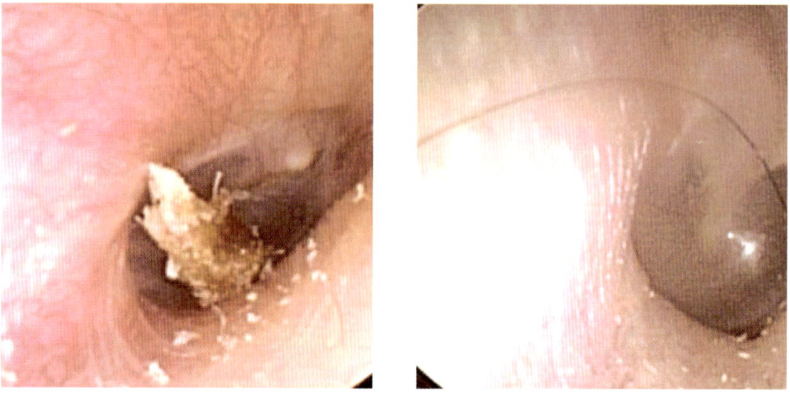

그림 1.2 고막 근처의 귀지(왼쪽)와 고막 근처의 머리카락(오른쪽)

안에 이물질이 들어가면 크기나 상태에 따라 통증을 유발하기도 하고, 머리카락이나 털이 고막 근처로 들어가도 바스락거리는 소리와 함께 가려움증이 생길 수 있습니다.

귀 가려움증이 재발하지 않게 하는 방법은 없나요?

일단 귓구멍의 피부에 과도한 자극을 가하지 않는 것이 좋습니다. 가능한 면봉, 귀이개 등을 쓰지 않도록 하며, 추운 곳에서 수영하거나 다이빙을 자주 하는 경우 귀마개를 사용하도록 합니다. 귓구멍의 산성화를 위해 식초와 생리식염수를 사용하는 '식초–물 요법'을 쓰기도 하는데요. 식초와 생리식염수를 1:2의 비율로 섞어 한 번에 3~4방울씩 귓구멍에 5~10분 정도 넣은 다음 닦아주는 것을 하루에 2~3차례 반복합니다.

재발 방지의 기본은 귓구멍의 피부 상태를 일정하게 유지하고 외부 유해 환경으로부터 보호하는 것입니다. 귀 가려움증이 심한 경우에도 귓구멍의 피부를 계속 문지르거나 긁으면 상처가 나면서 이차적인 염증이 생길 수 있습니다. 그래서 되도록 귀 안을 긁거나 후비지 않도록 주의하는 것이 중요합니다.

귀지가 자주 생겨요

경희대 김상훈

귀지는 파내야 하는 걸까요, 손대지 말아야 하는 걸까요? 아이를 키우는 집에서라면 누구나 한 번쯤 귀지를 어떻게 다루어야 하는지에 대해서 고민해보셨을 텐데요. 생활하면서 자연스럽게 빠져나가기 때문에 가만히 놔두면 된다고 알고 계신 분들이 많을 겁니다. 하지만 귀에서 바스락거리는 소리가 난다며 아이가 칭얼거릴 때는 어쩔 수 없이 면봉이나 귀이개를 찾게 되는데요. 귀지 문제를 어떻게 다루는 것이 좋을지에 대해 알아보겠습니다.

귀지는 어떻게 만들어지는 걸까요?

귀지는 외이도 바깥쪽 연골성외이도에 있는 이도선(귀지샘), 피부의 피지선에서 분비되는 지질과 단백질, 외이도 피부 표피층에서 떨어져 나온 각질 세포가 합해져서 만들어지며, 외이도를 청소하고, 보호하고, 윤활작용을 하는 정상적인 물질입니다.

외이도는 S-자형의 짧고 좁은 관으로 귀의 입구에서 고막에 이르는 통로입니다. 안쪽 면은 피부로 덮여 있는데요. 털, 피지선, 이도선(귀지샘)이 없는 외이도 안쪽 2/3를 골성 외이도라 하고, 연골로 싸여 있는 바깥쪽 1/3를 연골성 외이도라고 합니다. 골성 외이도는 외피가 얇고 골막과 접해 있으며, 털이나 분비선이 없습니다. 귀지가 만들어지는 부위는 연골성 외이

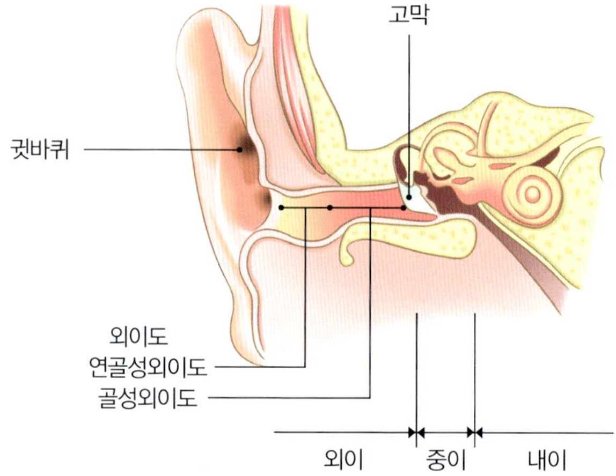

그림 2.1 귀의 구조

도로, 외피에 땀샘이 변형된 이도선과 귀털이 있고, 끈적하며 갈색에 가까운 노란색 분비물인 귀지를 분비합니다.

귀지는 종이같이 건조한 건성(dry type)과 물엿같이 끈적한 습성(wet type)으로 구분하는데요. 인종과 지역에 따라 건성과 습성의 발생비율이 다르며 유전적인 영향도 받습니다. 동양인은 대체로 80% 전후가 건성이며, 백인과 흑인은 약 70% 이상이 습성의 특성을 보입니다.

귀지, 파야 할까요? 파지 말아야 할까요?

많은 사람이 청결함을 유지하기 위해서 귀지는 꼭 제거해야 하는 것으로 알고 있는데요. 귀지를 파내려다가 귀에 상처가 생겨 심한 통증과 고름, 냄새로 고생하는 경우도 종종 있습니다. 하지만 귓속에 있는 귀지는 노폐물이 아니라서 대부분 제거할 필요가 없습니다.

귀지는 고막과 외이도의 상피세포가 움직이면서 하루에 0.05 mm씩 자연스럽게 외이도 바깥쪽으로 배출됩니다. 또한, 귀 안에 쌓인 귀지는 말하거나, 음식을 씹을 때 발생하는 턱의 움직임을 통해 자연스럽게 떨어져 나가는 경우가 대부분입니다. 그래서 특별한 증상이 있지 않다면, 억지로 귀지를 제거할 필요가 없습니다.

귀지에는 귀를 보호하는 다양한 기능도 있는데요. 먼지와 이물질이 고막에 들어가지 않게 막아줄 뿐만 아니라 지방 성분이 많아 물기가 스며들지 못하게 합니다. 감염에 대한 방어작용도 하는데요. 외이도 피부 표층에도 녹아 있어서 세균이나 바이러스, 곰팡이 등 외부 이물의 피부 침투를 막는 역할을 합니다. 이처럼 귀를 보호하는 귀지는 외부에서 보일 정도로 과도하게 쌓였을 때만 가볍게 닦아내는 것이 좋습니다.

귀지로 인해 문제가 생길 수도 있나요?

어린아이는 어른보다 귀지가 많지만 크면서 그 양이 점점 줄어들게 됩니다. 하지만 사람에 따라서 귀지가 귓구멍을 막는 경우도 있는데요. 어린이는 10명 중 1명, 어른은 20명 중 1명꼴로 발생합니다. 가끔 귀지가 쌓이고 딱딱해져서 청력 저하나 불편을 유발하는 경우도 있습니다.

이때 면봉이나 날카로운 물건 등으로 귀지를 파려고 하면 안 됩니다. 자칫 외이도나 고막, 이소골에 손상을 주어 청력 이상 등 영구적인 손상을 입힐 수 있습니다.

자주 귀를 후비거나 물속에서 오래 있어 귀지가 지나치게 제거되어도 문제가 됩니다. 외이도 피부 지방층이 파괴될 수 있기 때문인데요. 가려움증을 유발하거나 외이도의 보호막을 다치게 해 세균이 쉽게 침범할 수 있습니다.

습관적으로 귀를 후벼도 알레르기 반응이나 염증에 관여하는 화학물질인 히스타민이 많이 생성되거나, 귀지의 윤활작용이 원활하지 않아 가려움을 유발할 수 있습니다. 지속적인 염증반응에 의해 외이도 피부가 두꺼워지는 만성 외이도염이 생길 수도 있습니다. 이런 경우 심한 가려움과 이루, 청력저하 등을 동반할 수도 있습니다.

귀지로 인해 불편함이 생기면 어떻게 해야 하나요?

흔히 귀지 생성이 많은 소아 시기에 귀지가 외이도를 막아 고막을 관찰하기 어렵게 하거나, 청력감소, 이물감, 이폐색감, 이통(귀통증)을 일으킬 때 어떻게 해야 할지 고민하게 됩니다.

일반적으로 외이도 단면의 80% 이상이 막히지 않는 한 청력에는 영향이 없어 대부분 귀지가 많아도 소리 듣는 데는 아무 지장이 없습니다. 귀지는 대부분 건조하며 하얀 색이나 연한 노란색을 띠는데요. 땀 분비가 많을 때는 어둡고 끈적할 수도 있으며 이는 지극히 정상적인 귀지입니다.

문제는 귀지가 검거나, 피가 섞이고, 고름처럼 보일 때인데요. 외이도 염증이나 고막 파열, 손상 가능성이 있을 수 있습니다. 또한, 귀지가 귀를 완전히 막아서 청력이 떨어지거나 귀에 통증이 있는 경우, 귀에서 울리는 소리가 나거나, 귓속이 꽉 차 답답한 느낌이 나거나, 고막 천공이 의심되거나, 피나 고름 같은 분비물이 나올 때, 어지러움 등의 증상이 있을 때는 즉시 병원을 방문해 전문의의 진찰을 받는 것이 좋습니다.

소아는 청력 저하 등의 증상들을 스스로 잘 인식하지 못하거나 표현하지 못할 수 있고, 병원에 가는 것을 두려워해 불편한 증상을 말하지 않을

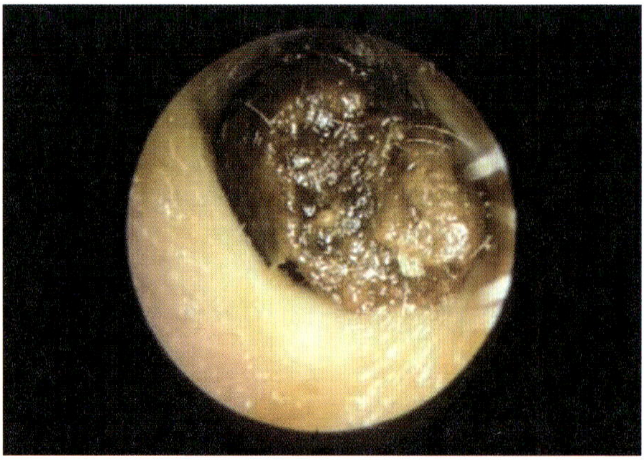

그림 2.2 귀지가 분비물, 각질 등과 함께 굳어져 외이를 폐쇄시킨 귀지전색

수 있습니다. 그래서 보호자가 평소에 아이 귀의 상태를 관찰하고, 불편함은 없는지 살펴볼 필요가 있습니다.

병원 진료 이렇게 진행됩니다

청력저하 등의 증상을 동반한 귀지전색이 있는 경우 병원에 방문하여 귀지를 제거해야 합니다.

귀지전색은 외이도염, 습진 등으로 피부 정화 기능이 떨어지거나 골종, 종양 등으로 외이도 자체가 좁아지는 경우, 선천적으로 외이도가 좁은 경우에 생길 수 있습니다. 외이도 전체를 채우고 있는 귀지전색은 귀지 용해제를 처방하고 3~5일 후 흡입기, 소겸자 등을 이용해 제거할 수 있습니다. 병원에서 귀내시경이나 현미경 등의 고배율 환경에서 기구를 사용하여 귀지를 제거하는 경우 약간의 움직임만으로도 초점이 흐려지거나 외이도나 고막에 심한 손상을 줄 수 있기 때문에 주의해야 합니다. 이때 의료진과 보호자의 협조하에 아이를 최대한 움직이지 않도록 하는 것이 중요합니다.

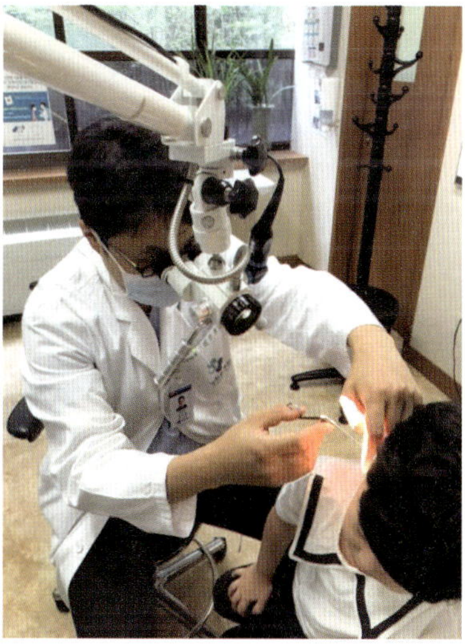

그림 2.3 현미경 시야에서 소겸자를 이용하여 귀지를 제거하는 모습

귀지 제거 시 협조가 전혀 되지 않거나, 난청을 동반한 발달 장애, 고막천공, 진주종, 외이도에 이물질이 꽉 끼인 경우, 귀지 제거와 함께 청성뇌간반응검사 등의 청력검사를 시행하는 경우에는 마취하에 귀지 제거를 진행하기도 합니다.

귀지전색에서 흔히 생길 수 있는 청력저하나 이명, 이충만감, 가려움, 이통 등은 다른 귀 질환에 의해서도 생길 수 있습니다. 그래서 귀지 제거 후에는 외이도, 고막, 중이 등 귀 상태에 대한 정확한 확인이 중요합니다. 귀지가 충분히 제거되었는데 증상이 지속될 때는 감각신경성 난청이나 중이염, 진주종, 이관기능장애, 외이도염, 턱관절 장애 등 다른 질환이 원인이 될 수 있으므로 전문의의 정확한 신체 검진과 진단이 필요합니다.

귀지가 많은 아이는 귀지 때문에 특별한 증상을 호소하지는 않더라도, 병원에서 정확한 청력 검사나 평형기능 검사를 위해서 귀지를 제거하기도 합니다.

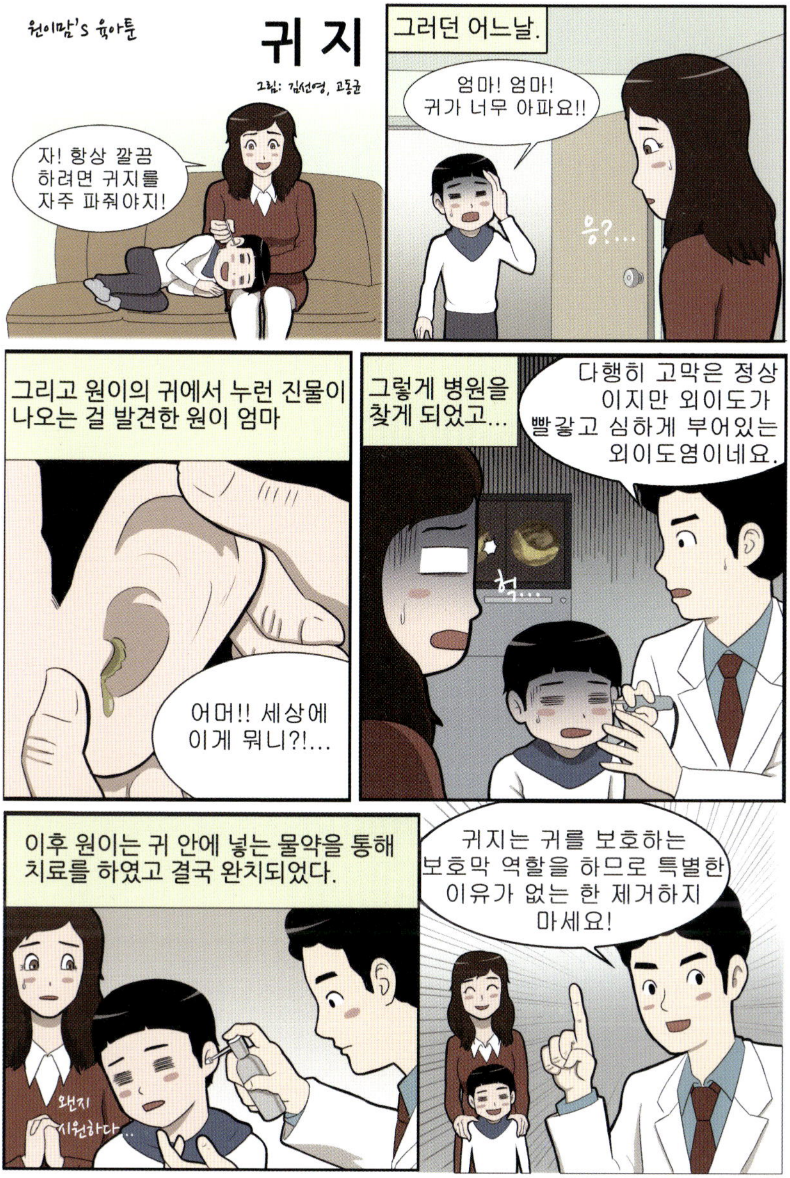
원이맘's 육아툰
귀지
그림: 김선영, 고동균
자! 항상 깔끔 하려면 귀지를 자주 파줘야지!
그러던 어느날.
엄마! 엄마! 귀가 너무 아파요!!
응?...
그리고 원이의 귀에서 누런 진물이 나오는 걸 발견한 원이 엄마
어머!! 세상에 이게 뭐니?!...
그렇게 병원을 찾게 되었고...
다행히 고막은 정상이지만 외이도가 빨갛고 심하게 부어있는 외이도염이네요.
헉...
이후 원이는 귀 안에 넣는 물약을 통해 치료를 하였고 결국 완치되었다.
왠지 시원하다...
귀지는 귀를 보호하는 보호막 역할을 하므로 특별한 이유가 없는 한 제거하지 마세요!

귀에서 냄새가 나요

연세대 손은진

사랑하는 우리 아이의 귀에서 역한 냄새가 난다면 어떨까요? 더구나 깨끗하게 목욕을 시켰는데도 냄새가 사라지지 않는다면 아이의 몸에 이상이 있어 그런 것은 아닌지 불안하고 걱정스러운 마음이 앞서실 텐데요. 지금부터 아이 귀의 냄새 원인과 대처 방법에 대해 알아보겠습니다.

아이 귀에서 왜 냄새가 날까요?

아이에게서 약간의 냄새가 나는 것은 지극히 자연스러운 현상입니다. 목욕을 시키고 난 후에는 아이들 특유의 사랑스러운 살 내음이 나게 되고, 수유하고 난 후 트림할 때는 비릿한 모유 냄새가 나고, 땀을 많이 흘렸을 때는 약간 톡 쏘는 듯한 신 냄새가 나기도 합니다.

그렇다면 아이 귀에서도 당연히 냄새가 나지 않을까요? 아이의 귀지 냄새에 대한 이해를 돕기 위해 먼저 귀의 구조와 귀지가 만들어지는 과정에 대해 알려드리겠습니다.

귀의 구조를 보면, 흔히 귓바퀴라고 부르는 '외이'가 있고, 외이(바깥귀)에서 안쪽으로 동굴처럼 길게 연결된 귓구멍으로 이루어진 '외이도(바깥귀길)'가 있습니다. 외이도를 따라 들어가다 보면 가장 깊은 쪽에 고막이 위치하고, 고막을 경계로 안쪽으로 빈 공간과 소리를 전달하는 소리 뼈로 이루어진 '중이'가 있는데요. 귀지가 만들어지는 곳은 귓바퀴와 외이도 부분입니다.

정상적인 상태의 귀지는 컨베이어벨트를 타고 이동하는 것처럼 고막이 있는 안쪽에서 외이도 입구 쪽으로 밀려 나오게 되는데요. 귓바퀴와 외이도 표면의 피부에 있는 피지선(sebaceous gland)과 피부 기름샘(ceruminous gland), 솜털이 있는 부분에서 떨어져 나온 각질과 지방 성분, 그리고 피부 장벽을 형성한 채 외부에서 세균이나 곰팡이균이 침투하지 못하게 방어하는 항균물질 등이 모여서 귀지를 이루게 됩니다. 귀지에서 약간의 냄새가 나는 이유가 바로 이러한 귀지의 성분 때문입니다.

하지만 보통 아이 귀지의 냄새는 약하고 부드러워 엄마가 확연히 알아차릴 만큼 나쁘지는 않습니다. 만일 아이의 귀에서 심하게 역한 냄새가 난다면 이비인후과에 방문해 원인이 무엇인지 정확히 확인하시기를 권합니다.

과도하게 생성된 귀지로 인한 냄새

외이도에서 떨어져 나온 각질 세포와 지방 성분으로 이루어진 귀지는 피부를 보호하고, 먼지나 흙 같은 이물질이 외이도 안쪽으로 들어가지 못하게 막아주는 역할을 합니다. 그렇기 때문에 정상적으로 생성된 귀지에서도 약간의 냄새가 날 수 있으니 크게 신경 쓰지 않아도 됩니다.

하지만 귀지가 너무 많이 생성되거나, 과도하게 면봉을 사용하면서 귀지가 안쪽으로 밀려 들어가 쌓이는 경우가 있습니다. 또는 아이들의 좁은 외이도 때문에 귀지가 바깥으로 밀려 나오지 못하고 안쪽 좁은 공간을 막고 있는 경우도 있습니다. 이런 경우 외이도 안쪽으로 환기도 제대로 안 되고, 목욕을 시키다가 흘러 들어간 물이 배출되지 않으면서 악취가 날 수 있습니다.

이때는 귀지를 부드럽게 하기 위해 이용액(귀에 사용하는 액체 용액)을 사용하게 되는데요. 이비인후과 의사가 이경을 이용해 외이도의 귀지가 부드럽게 변한 상태를 확인한 후, 작은 집게 같은 도구나 흡입기로 귀지를 제거하게 됩니다.

주의하실 점은 절대로 집에서 면봉이나 날카로운 물체를 사용해 귀지를 빼려고 하지 말아야 합니다. 더 깊은 곳으로 밀려 들어가 외이도 피부나 고막에 손상을 줄 수 있기 때문입니다.

외이도에 들어간 이물

때로는 외이도에 들어간 이물이 문제가 되기도 합니다. 아기가 장난감이나 완두콩, 구슬 같은 것들을 귀에 넣는 일이 종종 발생하기 때문인데요. 이때 바로 발견하지 못하고 있다가, 뒤늦게 아이의 귀에서 냄새가 나거나 진물이 나오는 것을 보고 알게 됩니다.

외이도 이물이 의심되는 경우에는 반드시 이비인후과 의사에게 진료를 받아 제거해야 합니다.

집에서 면봉이나 핀셋 등을 이용해서 꺼내려고 하다 보면, 외이도의 피부에 상처를 내거나 더 깊이 밀어 넣을 위험이 있습니다. 아이의 외이도는 좁기 때문에 전문의가 작은 기구를 이용해 조심스럽게 이물질을 제거해야 하며, 이물질을 제거한 후에는 외이도나 고막에 손상이 있지 않은지 확인해야 합니다.

실제로 만 4세 여자아이가 오른쪽 귀에서 냄새가 나고 피가 섞인 진물이 나는 상태로 응급실에 내원한 일이 있었습니다. 아이가 어린이집에서 친구와 가지고 놀던 장난감 목걸이의 구슬을 오른쪽 귓구멍에 넣었는데 아무도 그 사실을 알지 못했고, 며칠이 지나 귓속에 염증이 생긴 뒤에야 귀가 아프다는 아이의 말을 듣고 외이도 안쪽에 들어있는 이물을 발견할 수 있었습니다. 그런데, 문제는 외이도 입구 가까운 부분에 이물이 있다고 판단한 부모님이 핀셋으로 꺼내려 하다가 아이 귀에서 피가 나고 울면서 고통스러워하자 그제야 응급실을 찾았던 것입니다.

아이가 많이 아파하고 무서워했기 때문에 안전한 치료를 위해 마취가 필요한 상태였습니다. 목걸이 구슬은 마취한 후에야 안전하게 제거할 수 있었습니다. 다행히 고막에는 손상이 없었고, 청력에도 문제가 없어 외이도 피부 염증만 치료한 후 돌려보낼 수 있었습니다. 만약 외이도 내에 있는 이물을 발견했을 때 곧바로 이비인후과 외래로 내원했다면, 외이도 피부에 상처가 생기지 않게 이물을 제거할 수 있었을 것입니다.

감염으로 인한 냄새

아이 귀에서 악취가 나고 진물이 흘러나온다면 귀의 염증을 의심해보아야 합니다. 외이도 피부에 염증이 생기는 외이도염이나, 고막 안쪽의 중이염일 가능성이 큰데요. 감염이 발생한 위치에 따라 고름 색깔이 노란색에서 녹색으로 변할 수 있습니다. 급성기 외이도염과 중이염은 대부분 심각한 통증을 동반하며, 염증이 만성화하면 고름의 성상, 색상, 양이 변하기도 합니다.

아이가 열이 나거나, 보채지 않더라도 귀에서 심한 냄새와 진물이 흘러나온다면 가능한 한 빨리 이비인후과의 진료를 받아보기 바랍니다. 이비인후과에 방문하면 이경으로 상태를 관찰하고 소독을 진행하며 항생제를 처방하기도 합니다. 때로는 감염 원인균을 확인하기 위해 세균배양검사를 할 수도 있습니다.

만일 귀의 감염이 의심되면 샴푸나 크림 같은 제품 사용에도 주의를 기울여야 합니다. 외이도와 주변 조직에 국소 알레르기 반응, 자극, 감염을 유발할 수 있기 때문입니다.

중이염 관련 내용은 본 책자의 중이염 관련 장에 자세히 설명하고 있으니 참조하기 바랍니다.

진주종이나 귀의 종양

진주종은 외이도나 중이에 발생하며, 방치하면 심각한 증세를 동반하지만, 치료가 가능한 질환입니다. 진주종은 고막 안쪽으로 비정상적인 피부 성장이 발생하면서 피부 세포들이 고막 뒤에 쌓여 문제가 발생하는데요. 치료하지 않고 내버려 두면 고막 안쪽에 쌓인 피부 세포들이 중이와 주변 구조물들을 파괴해 청력을 잃을 수도 있습니다.

유 · 소아에서 발생하는 진주종성 중이염에서도 냄새가 나는 고름을 동반하기도 하는데, 이런 경우에는 감염을 치료하는 것이 중요합니다.

이비인후과를 방문하면 진주종으로 인한 질환의 범위를 파악하기 위해 여러 가지 검사를 진행하게 됩니다. 진주종성 중이염은 대부분 수술을 해야 하는데요. 뼈 침식, 뇌수막염, 뇌농양, 난청 등의 합병증을 예방하기 위해 수술적 치료를 진행하기도 합니다.

유 · 소아에서 드물지만 귀의 종양이 원인이 되어 냄새가 나는 경우도 있습니다. 외이도, 중이, 내이 또는 주변 뼈나 피부에서 발생한 종양으로 인해 피부가 파괴되거나 궤양성 피부의 2차 감염으로 이어지기도 합니다. 이 경우 악취가 나게 되며 출혈을 동반하기도 합니다.

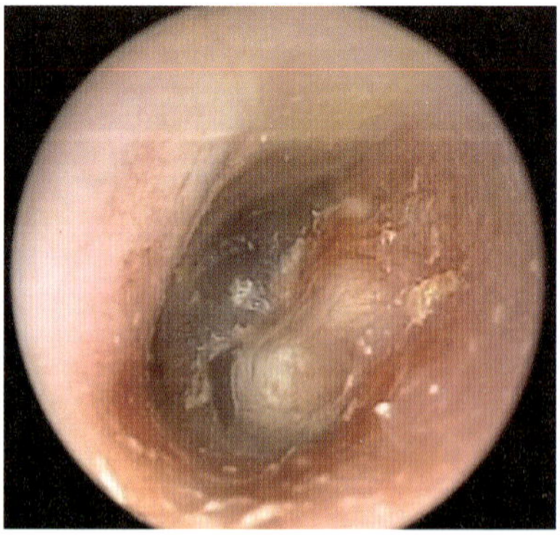

그림 3.1 소아에서 발생한 선천성 진주종, 하얀색 종물이 고막 뒤쪽 중이공간을 차지하고 있음

귀 뒤에서 나는 냄새

아이 귀에서 나는 냄새의 원인이 귓구멍이 아니라 귓바퀴 뒤쪽일 경우도 있는데요. 보통 아이를 안을 때 오래된 치즈나 땀 냄새와 비슷한 시큼한 냄새가 느껴지게 됩니다.

귀 뒤에서 냄새가 나는 증상은 돌이 되기 전 아기들에서 주로 나타납니다. 살펴보면 대부분 귓바퀴 뒤쪽 피부와 맞닿은 부분에 희고 찐득찐득한 물질이 묻은 것을 볼 수 있습니다. 귀 뒤에 묻은 이물질의 원인은 물기나 모유, 분유 때문인데요. 아기를 자주 목욕시키고 세심하게 청결 상태를 살펴도, 출생 직후에는 아기 귓바퀴와 피부가 닿는 부분이 주름지고 접혀 있기 때문에 조금씩 물기가 남을 수 있습니다. 또한, 아이가 어릴수록 수유 과정에 모유나 분유가 흘러 귀 뒤쪽에 묻을 수 있습니다.

이런 경우는 부드러운 손수건을 물에 적셔 닦아주거나 목욕시킬 때 양쪽 귀를 앞쪽으로 살짝 젖히고 씻는 것만으로 충분합니다. 하지만, 귓바퀴를 앞쪽으로 젖히고 보았을 때, 귀 뒤쪽 피부가 빨갛게 부어 있거나 물집이 잡혀 있을 때는 피부 염증을 의심해야 하며, 의사의 진료를 받아야 합니다.

귀 뒤의 냄새, 이렇게 대처하세요

아이 귀에서 약간의 냄새가 난다고 심각한 문제가 있는 것은 아닙니다. 하지만, 부모님이나 다른 사람이 냄새를 또렷하게 느낄 수 있다면 내버려 둬서는 안 됩니다. 반드시 귓바퀴나 외이도, 중이 내에 원인이 있는지 이비인후과 의사에게 진료를 받으셔야 합니다. 귀지나 이물이 있는지, 염증이나 다른 질환은 없는지 우선 확인하고 적절한 치료를 받는 것이 중요합니다.

귀 앞에 구멍이 보여요

충남대 박용호

혹시 아이 귓바퀴에서 조그만 구멍을 발견하신 적 있나요? 보통 아이들 귀에서 어렵지 않게 발견할 수 있는 데요. 이름도 생소한 이개전부(귓바퀴앞) 누공이랍니다. 이 구멍이 '선천적인 기형'으로 인해 만들어졌다고 하면 깜짝 놀라시는 부모님이 많지만 그렇게 놀라거나 걱정하실 필요 없는 아주 흔한 질환입니다. 지금부터 이개전부 누공에 대해 알아보도록 하겠습니다.

'선천성 이개전부 누공' 이 뭔가요?

선천성 이개전부 누공은 주로 귓바퀴 앞에 조그만 구멍 형태로 발견되는 데요. 조금만 자세히 살펴보면 주변에서 쉽게 볼 수 있는 질환으로 동양인 약 2~6%, 서양인 약 1% 정도에서 발견됩니다.

우리나라에서는 국민건강영양조사 결과 1.91%에서 발견되었습니다. 한쪽에만 있는 경우가 79.08%, 양쪽에 다 있는 경우가 20.92%였으며, 한쪽인 경우 왼쪽이 오른쪽보다 더 많습니다. 10% 내외에서 가족력이 있습니다. 성별과 무관하다고 알려져 있으나 최근 대단위 조사 결과 우리나라에서는 여성에서 더 많았습니다.

보통 한쪽 귓바퀴 앞에 조그만 구멍 형태로 발견되는 데요. 이 구멍은 안쪽으로 이어진 여러 갈래의 맹관(fistula) 또는 동(sinus)의 입구입니다.

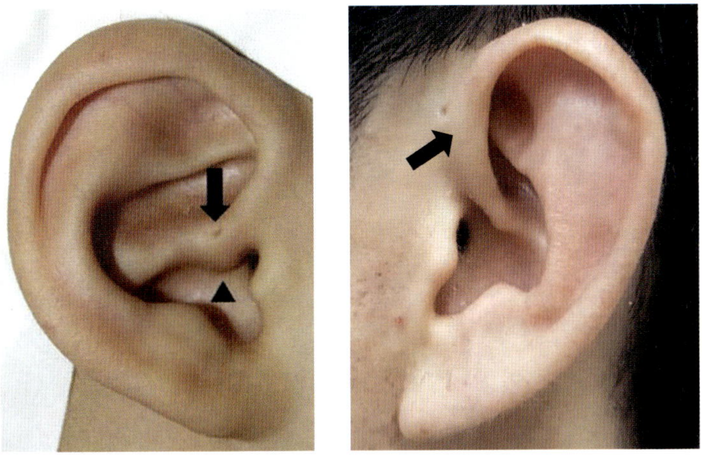

그림 4.1 이개전부 누공의 예

이름 그대로 선천성이고 귓바퀴 앞에 있으며, 피부로 뚫려 있는 관 모양 통로입니다. 때로는 귓바퀴 아래쪽이나 귓바퀴 내에서 보이기도 합니다.

이개전부 누공은 어떻게 생기나요?

엄마의 배 안에서 귓바퀴가 생기는 과정은 복잡합니다. 하나의 구조에서 만들어지는 것이 아니라 발생학적으로 귓바퀴를 형성하는 제 1,2 새궁

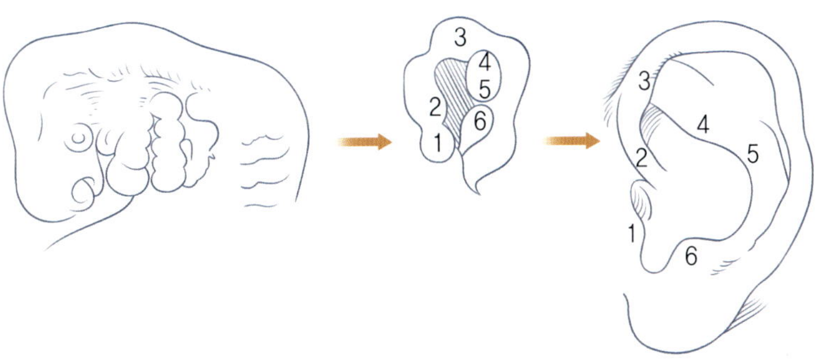

그림 4.2 귀의 발생 과정

(branchial arch)에서 유래한 6개의 이개융기(hillock)가 있는데요. 임신 12주 경에 6개의 구릉이 서로 만나 융합하면서 귓바퀴가 만들어집니다(그림 4.2).

이 과정 중에 정상적인 융합이 이루어지지 못하면 틈이 생기는데요. 그 부분이 바로 이개전부 누공이 되는 것입니다. 주로 귓바퀴 앞에 있는 매우 작은 구멍에서 시작되는 도관이 안쪽으로 진행해 귓바퀴를 지탱하는 연골에 붙어있는 경우가 많습니다. 누공로의 경로는 짧아서 대부분 5~10 mm 이내이며, 한 줄기인 경우는 드물고 대개 여러 방향으로 분지를 냅니다. 이 도관이 때로는 낭종(물혹)을 형성하기도 하는데 보통 이비인후과를 찾는 환자들은 이 낭종의 염증 때문입니다.

어떨 때 병원 치료를 받아야 하나요?

이개전부 누공은 간혹 다른 증후군과 연관되어 나타날 수도 있습니다. 이런 글을 읽으면 우리 나라 전체 인구의 2%가 넘는 사람들이 아주 불안해할 수도 있는데요. 그럴 필요는 없습니다. 다른 증후군과 연관되어 있을 확률은 극히 드물며, 대부분 다른 증후군 때문에 병원에 왔다가 이개전부 누공을 확인하게 됩니다. 따라서 단순히 이개전부 누공만 발견한 부모님들은 크게 걱정하실 필요 없습니다.

이개전부 누공과 연관된 대표적인 증후군은 '새열-귀-신장' 증후군입니다. 이 증후군은 상염색체 우성 방식으로 유전되는 질환으로, 새열 기형, 청력 이상, 신장 이상, 이개전부 누공이 같이 보이는 경우인데요. 4만 명당 1명에서 발생하는 희귀 증후군입니다. 보통 이런 경우 난청이나 새열 이상으로 목에 염증이 생겨 병원에 내원하게 됩니다(그림 4.3).

평소 증상은 거의 없습니다. 단순히 구멍이 있다는 이유로 또래 친구들한테 놀림을 받기도 하는데요 대부분은 일생 동안 문제없이 살아갑니다.

하지만 일부에서는 구멍에서 악취 나는 두부 비지 같은 분비물이 나오

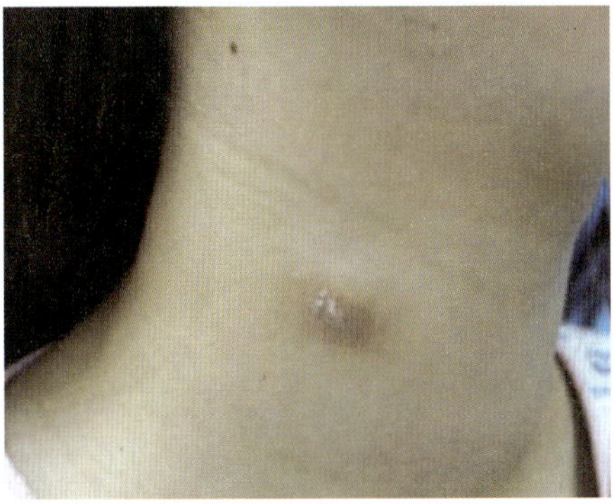

그림 4.3 새열 기형 환아에서 목에 발생한 염증

기도 합니다. 일시적인 경우가 많아 가만히 놔두면 나오지 않는데 이런 경과를 반복하게 됩니다. 이비인후과를 찾는 경우는 주로 이 관 안에서 세균이 번식해 염증이 생겨 아프고 부어서 오거나 고름집이 생겼을 때입니다. 염증이 생기면 구멍 주변으로 피부가 빨개지고 부어오르게 되는데요(그림 4.4). 심한 경우는 구멍에서 노란 농이 나오거나, 구멍 앞 피부가 얇아지다가 터져서 고름이 흘러나오기도 합니다. 이런 경우, 염증이 주변으로 파급될 수가 있으므로 빨리 이비인후과에 내원해 정확한 진단을 받고 치료를 시작해야 합니다.

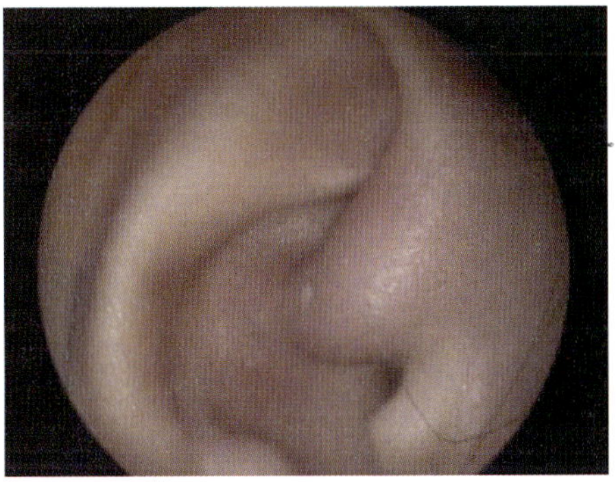

그림 4.4 염증을 동반한 이개전부 누공

요즘에는 이런 염증이 생기지 않았더라도 미용상의 목적이나 또래 친구들로부터의 놀림 때문에 아무 증상이 없어도 이비인후과를 찾는 경우가 늘어나고 있습니다.

이런 경우 수술 치료를 권합니다

증상이 없는 경우에는 대부분 지켜보면 됩니다. 염증이 생겼을 때도 가까운 이비인후과에서 정확한 진단을 받고 적절한 항생제를 복용하면 좋아지기도 합니다.

하지만 염증이 반복되거나 고름집이 생길 경우에는 수술로 제거하는 것이 좋습니다. 고름집이 생겨서 병원에 방문한 경우에는 일단 절개배농을 해 고름집부터 치료합니다. 이후 수술로 누공을 포함한 전체 도관을 제거합니다. 염증이 반복되거나 고름집이 생겨서 절개배농술을 여러 번 시행하면 향후 이비인후과 의사가 수술로 누공을 절제할 때 어려움이 있습니다. 따라서 심한 증상이 반복될 때는 이개전부 누공 절제 수술을 하는 것이 좋습니다.

이개전부 누공 절제 수술은 부분마취로도 할 수 있습니다. 하지만 아이들은 통증을 참지 못하고 수술실에 대한 공포감으로 인해 힘들어하고 많이 움직이기 때문에 전신마취를 하는 것이 더 안전할 수 있습니다.

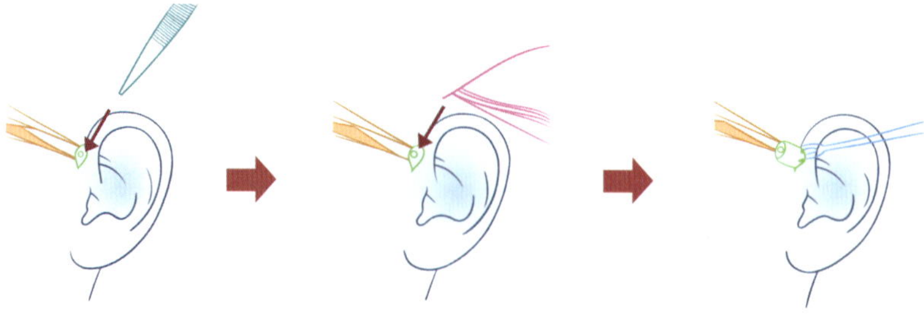

그림 4.5 이개전부 누공의 수술방법

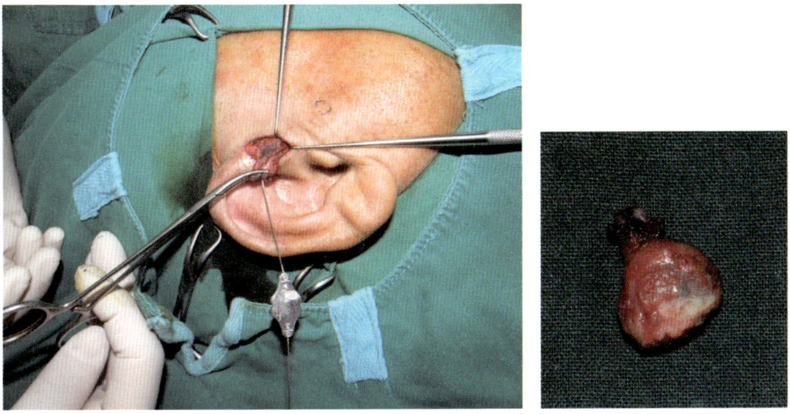

그림 4.6 이개전부 누공의 수술 예

수술 방법에는 여러 가지가 있습니다. 보편적인 수술 방법은 먼저 구멍을 포함해 방추모양으로 절개를 한 뒤, 도관 또는 낭종을 찾아 벗겨냅니다. 도관을 잘 찾기 위해 보라색 수술용 색소를 구멍에 주입하기도 하고, 길고 가는 수술용 철사를 구멍에 집어넣어 경로를 확인하면서 박리를 진행하기도 합니다(그림 4.5, 4.6).

최종적으로 도관을 손상시키지 않고, 구멍을 포함해 방추형으로 절개한 피부까지 한꺼번에 절제해 낸 후, 피부를 봉합하면 수술은 끝입니다. 약 1주일 정도 수술부위 소독을 받고 이후에 봉합한 실을 제거하게 됩니다.

귀 모양이 이상해요

서울대 박민현

귀는 제2의 지문이라 불릴 정도로 사람마다 모양새나 크기가 제 각각이기 때문에 조금 다르게 생겼다 해도 크게 신경 쓰지 않는 편입니다. 문제는 귀가 접혀 있거나 완전하지 않은 모양을 한 경우인데요. 우리 아이 귀 모양이 이상할 때 어떻게 대처해야 하는 걸까요?

귀 기형의 특징에 대해 알려주세요

귀의 구조는 크게 외이, 중이, 내이 3개 부분으로 이루어져 있습니다.

외이는 겉에서 보이는 부분으로, 귓바퀴(이개)와 귓구멍을 포함해 고막이 있는 곳까지를 가리키는데요. 물이 들어가도 고막이 막고 있어 외이 안쪽으로 들어가지는 못합니다. 중이는 고막의 안쪽 부분으로 공기가 차 있으며, 소리를 전달하는 작은 뼈들이 들어있는 공간입니다. 일반적으로 이 공간에 염증이 생기는 것을 중이염이라고 하며, 고름이나 염증에 의한 분비물이 생기기도 하는 곳입니다. 내이는 중이의 안쪽 뼛 속 신경이 있는 곳을 가리킵니다. 내이에는 소리를 듣는 기관인 달팽이관과 몸의 균형을 잡아주는 평형 기관인 세반고리관이 있습니다.

아기는 좁은 산도를 거쳐 태어나기 때문에 귀가 접혀 있거나 완전한 모양으로 보이지 않을 수 있고, 선천적으로 귀의 모양에 이상이 있는 경우도 있는데요. 귀의 기형이 심하면 귀 안쪽에도 문제가 있어서 청력 이상이나 중이염 등이 동반될 수도 있습니다.

일반적으로 귀의 기형이라고 하면 외이 부분에 나타나는 귓바퀴 기형과 귓바퀴에서 고막에 이르는 외이도 기형을 가리키는데요. 외이 부분뿐만 아니라 중이와 내이에서도 기형이 발생할 수 있습니다.

특히, 외이와 중이는 발생학적으로 연관성이 있어서 두 부분의 기형이 함께 나타나는 특징을 종종 보이는데요. 귓바퀴 기형과 외이도 기형이 함께 발생하면서 귓구멍이 작아지거나 아예 없는 경우도 있습니다. 또는, 외이는 괜찮은데 중이의 소리를 전달하는 뼈에 이상을 동반하기도 합니다. 이런 경우는 모양의 이상만 아니라 청력 이상을 동반하게 됩니다. 다행스러운 점은 귓바퀴 기형이나 외이도 기형은 발생학적으로 서로 연관되어 나타나며, 외부 관찰을 통해 비교적 쉽게 발견할 수 있습니다.

반면, 내이 부분의 기형은 발생학적 기원이 달라 독립적으로 발생하기 때문에 세심한 관찰이 필요하며, 통상적으로 감각신경성 난청을 동반하기

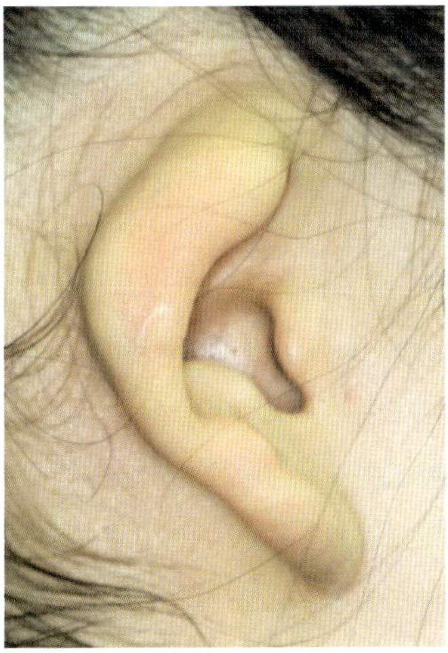

그림 5.1 수축귀

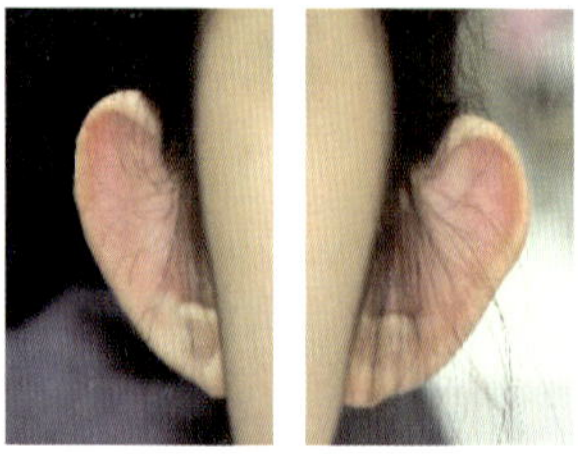

그림 5.2 돌출귀

에 반드시 전문의의 도움을 받아 치료해야 합니다.

귀의 기형 어떻게 판단하나요?

선천성 외이 기형은 대부분 출생 시에 진단할 수 있습니다. 보통 아기가 태어날 때부터 귀 모양은 정상적인 형태를 가집니다. 드물게는 귀가 접혀 있다가 자라면서 몇 개월 내에 펴지는 경우도 있습니다. 하지만 처음에 정상적인 모양이 아니면 성장해서도 기형으로 남는 경우가 대부분입니다. 귓바퀴 모양이 정상에 가까우면 기형을 발견하지 못하고 생활하다가 학교

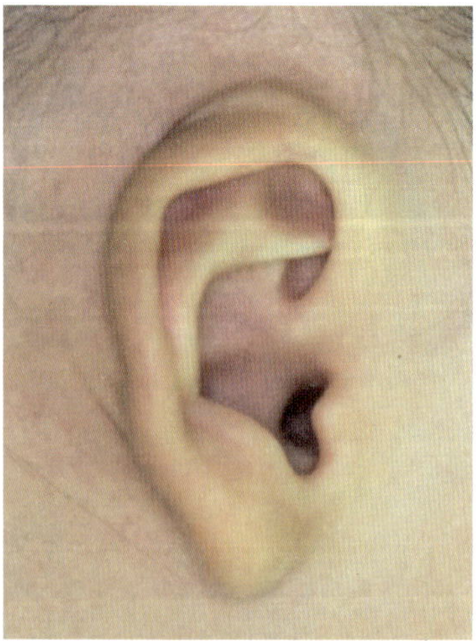

그림 5.3 매몰귀

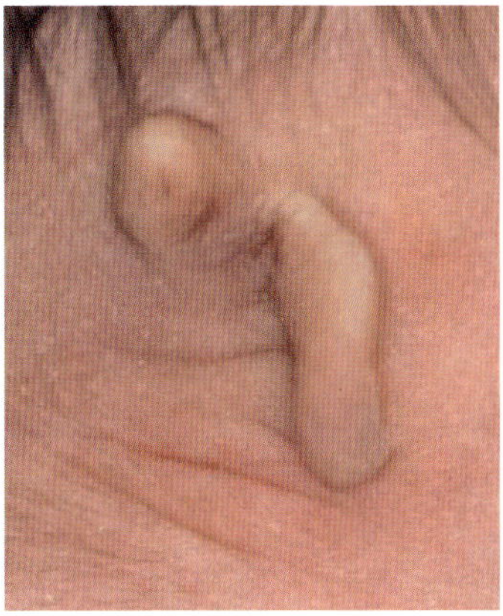

그림 5.4 소이증

등에서 청력검사를 통해 발견되기도 합니다.

초기 진찰에서는 과거력과 가족의 병력을 확인하고 귓바퀴와 외이도, 고막을 상세히 관찰합니다. 이때 이상이 있는 귀뿐 아니라 반대쪽 귀의 이상 유무와 다른 동반 기형이 있는지 같이 확인하게 됩니다. 귓바퀴 기형과 동반될 수 있는 기형에는 트리처 콜린스 증후군(Treacher Collins syndrome), 머리뼈 안면 이형성증 등 안면 두개골 이상이 있습니다.

귓바퀴 기형은 귓바퀴 크기나 개수, 위치와 형태 이상에 따라 수축귀(constricted ear), 돌출귀, 매몰귀(cryptotia) 등으로 나뉩니다.

수축귀는 귀가 형성되는 과정에 귓바퀴 일부분이 발달하지 않아서 생깁니다. 귀 크기가 작아지고 귓바퀴가 작게 형성됩니다. '소이증'이라고도 하며 심한 경우는 귓바퀴가 거의 없고 귓구멍도 생기지 않게 됩니다. 가벼운 경우는 귓바퀴 높이가 정상보다 살짝 작아지는 것 말고는 이상이 없을 정도로 다양한 형태를 보입니다. 수축귀는 청력 이상이 동반될 수 있기 때문에 확인이 필요합니다.

돌출귀는 귀의 정상적인 굴곡이 없고, 바깥쪽으로 튀어나와 보이는데요. 당나귀 귀, 바가지 귀, 박쥐 귀, 원숭이 귀라고도 합니다. 기능적으로는 아무 이상이 없기 때문에 걱정하지 않아도 됩니다.

매몰귀는 귀 상부 귓바퀴가 피부 속에 묻혀 있는 상태입니다. 귓바퀴 근육과 연골 형성 과정에 생긴 기형으로 대부분 다른 기능에는 이상이 없으나, 안경을 쓸 때 문제가 되기도 합니다.

다음은 소이증인데요. 소이증은 귀바퀴가 작거나 흔적만 있는 기형으로 반드시 적극적인 관찰과 치료가 필요합니다.

소이증은 흔히 외이도가 막힌 외이도 폐쇄증을 동반하며, 중이와 내이 기형을 동반하는 경우도 있습니다. 소이증은 약 10,000~20,000명당 한 명꼴로 발생한다고 알려져 있으며, 부모나 형제가 소이증일 때 신생아에 발생할 가능성이 약 5% 내외로 알려져 있습니다.

증상에 따른 치료법에 대해 알려주세요

선천성 질환인 귀의 기형은 무엇보다 조기 발견이 중요합니다. 귀 기형으로 이비인후과를 방문하면 귀를 진찰한 후, 뇌간 유발반응검사, 행동관찰검사를 포함한 청력검사를 통해 난청 정도를 확인하고, 측두골(옆머리뼈) 단층촬영 등을 통해 중이와 내이 구조를 확인합니다.

귀 모양의 이상 정도가 가볍고 귓구멍이 정상적으로 형성되어 있으면 다른 증상이 없을 수 있습니다. 그러나 기형이 심해질수록 난청, 귀의 고름, 귀의 통증 등이 나타날 수 있습니다. 중이와 내이 기형이 있을 경우는 난청을 동반하기도 합니다.

선천성 귀 기형의 25%에서 양쪽 귀 모두 증세를 보이는데요. 양쪽 귀의 기형과 난청을 동반하는 경우에는 언어 발달에도 영향을 미칠 수 있습니다. 이때는 조기에 보청기를 착용시키고 언어치료를 시작해야 합니다.

귓구멍이 좁거나 막혀 외이도에 진주종이 생기기도 합니다. 진주종이 생기면 통증과 함께 고름이 나올 수 있으며, 진주종이 진행되어 안면신경까지 염증이 영향을 미치면 안면 마비 증상이 발생할 수 있기 때문에 반드시 전문의에게 치료받을 것을 권합니다.

귀의 기형으로 인한 청력 장애가 있을 때는 수술을 통한 치료가 필요한데요. 이때 먼저 고려해야 할 점은 아이의 청력 상태입니다. 양쪽 청력에 이상이 있을 때는 청력을 개선하는 치료가 먼저 이루어져야 합니다. 청력 개선이 늦어지면 언어 발달에 영향을 주기 때문입니다. 한쪽 청력은 이상이 없다 해도 정상 청력 쪽에 중이염이 오래 가는 경우에도 언어 발달에 문제를 일으킬 수 있습니다.

그 다음으로 고려할 점은 외모에 대한 아이의 심리상태인데요. 자신의 귀 형태가 남들과 다르다는 사실에 스트레스를 받거나 주변의 놀림으로 심한 심리적 문제를 일으킬 수 있기 때문입니다.

마지막으로 고려할 점은 기형의 정도입니다. 매몰귀나 돌출귀 같은 가벼운 기형은 귓바퀴 성형술만으로 교정할 수 있습니다. 소이증처럼 정도가 심하면 수술이 한 번에 끝나지 않고 여러 단계를 거쳐야 하므로 이비인후과를 방문해서 적절한 상담과 필요한 치료를 받는 것이 좋습니다.

중이염은 무엇인가요?

가톨릭의대 박시내, 한정주

혹시 아이가 자주 귀를 만지거나 보채고, 불러도 잘 대답하지 않는 일은 없나요? 감기나 축농증과 함께 아이가 전과 달리 소리에 대한 반응이 떨어진 듯한 느낌이 든다면, 소아에서 매우 흔한 급성 및 삼출성 중이염을 의심해야 합니다. 과연 소아에게 흔한 중이염은 무엇이고 우리 아이에게 미치는 영향은 어떤 것이 있을까요?

소아에게 흔히 생기는 중이염은 어떤 질병이며 증상은 무엇인가요?

아이들이 귀를 만지거나 아프다고 할 때 가장 먼저 의심해야 할 질병이 중이염입니다. 우리의 귀는 크게 외이(겉귀), 중이(중간귀)와 내이(속귀)로 나누어져 있습니다(그림 6.1). 중이염은 고막 안쪽으로 소리를 잘 전달하기 위해 공기가 차 있는 중이에 염증이 생기는 질환인데요. 중이염은 소아에서 매우 흔히 발생하는 질병으로, 3세 이하에서 한 번 이상 앓는 아이가 60% 이상이고, 그 중 절반은 3번 이상 재발하는 것으로 알려져 있습니다. 특히 상기도 감염이 잦은 소아는 세균 감염을 동반한 급성 중이염이나 균 감염 없이 중이 강에 물이 고이는 삼출성 중이염을 흔히 앓게 됩니다(그림 6.2).

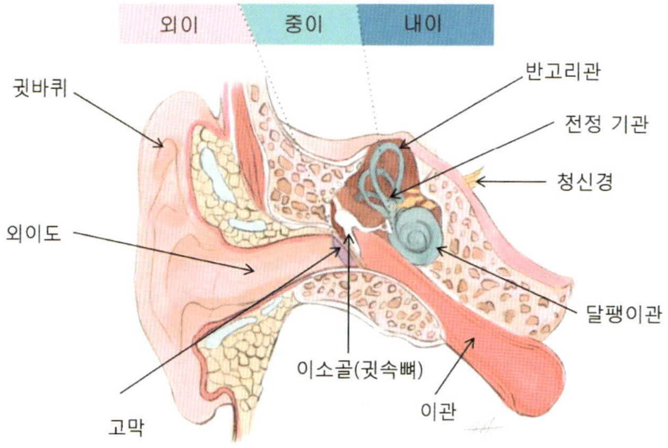

그림 6.1 중이염을 이해하기 위한 귀의 해부와 구조물

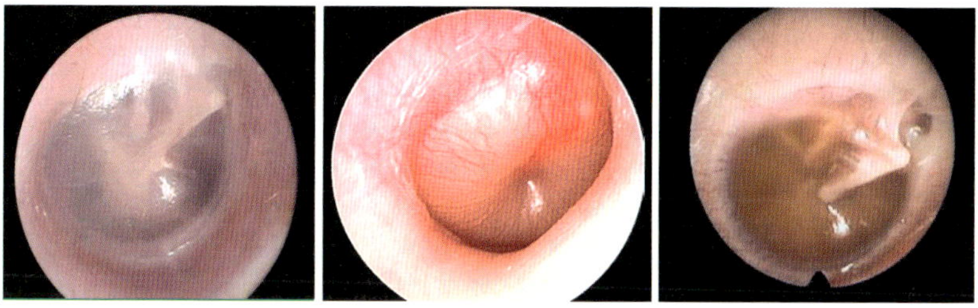

정상 고막 **급성 중이염** **삼출성 중이염**

그림 6.2 정상 고막과 소아 중이염의 고막 소견

중이염에 걸리면 귀를 자주 만지고 보채거나 이름을 불러도 대답이 없는 등 잘 들리지 않는 듯한 증상을 보일 수 있습니다. 하지만 삼출성 중이염에 걸린 많은 아이에게서 뚜렷한 증상이 없을 수 있는데요. 일단 아이가 소리에 반응이 떨어진다면 삼출성 중이염이나 다른 난청 가능성을 염두에 두고 전문의의 진료를 받아야 합니다.

중이염이란 구체적으로 어떤 질병이며, 왜 생기나요?

소아에게 흔한 중이염은 급성 혹은 삼출성 중이염입니다. 급성 중이염은 중이 내 세균 감염때문에 농성 물이 고이는 질환이며, 삼출성 중이염은 고막 천공이나 급성 염증 증상 및 징후 없이 고막 안쪽에 다양한 점도를 가진 물이 고인 질환으로, 유 · 소아 청력저하의 가장 흔한 원인으로 알려져 있습니다. 주로 생후 6개월에서 6세 사이에 발생하며, 상대적으로 겨울철에 많이 발생합니다.

소아에서 더욱 흔히 발견되는 삼출성 중이염의 발생 원인은 급성 중이염 후유증, 이관 기능장애, 아데노이드 증식증, 알레르기, 비부비동염, 상기도 감염 등이 있습니다.

아이들은 이관(유스타키오관)의 구조가 성인과 달리 짧고 굵으며 수평으로 있어 상대적으로 중이염에 더 쉽게 걸리게 됩니다(그림 6.3). 세균 감

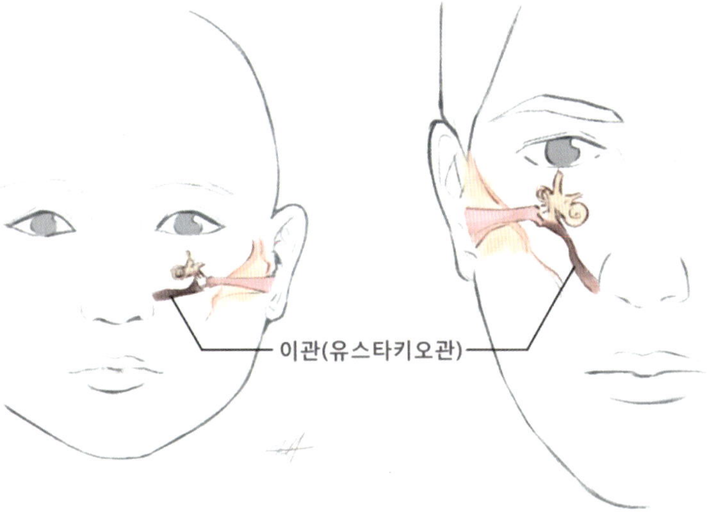

그림 6.3 소아와 성인의 이관 (유스타키오관)의 해부학적 차이. 소아는 성인에 비해 짧고 굵으며 수평으로 위치한 이관을 지니고 있어 중이로의 균 감염이 더 쉽게 발생합니다.

염 때문에 발생하는 급성 중이염의 항생제 치료 이후 중이에 고인 물이 이관 기능 장애로 코(비인강) 쪽으로 빠져나가지 못할 때 삼출성 중이염 형태로 발견될 수 있습니다. 코편도라 불리는 아데노이드 비대증이 있는 소아의 경우, 아데노이드 조직이 이관 입구부를 막거나 반복되는 아데노이드 염증이 이관 기능장애를 일으켜 삼출성 중이염을 일으킬 수 있습니다. 알레르기나 부비동염, 상기도 감염으로 인한 이관의 부종(붓기) 역시 삼출성 중이염의 원인이 됩니다.

아이들이 주로 호소하는 중이염 증상은 무엇인가요?

2세 미만 소아들은 귀가 먹먹하거나 아픈 증상으로 보채거나 귀를 잡고 있는 경우가 흔합니다. 좀 더 큰 소아들은 이 같은 증상을 말로 표현하기도 하지만, 통증, 발열 등을 동반하는 급성 중이염과 달리 삼출성 중이염은 별다른 자각 증상 없이 중이강에 물이 있는 경우가 많습니다. 따라서 아이들의 삼출성 중이염은 작은 소리에 대한 반응이 떨어지는 청력 저하 증상을 주의 깊게 관찰해야 발견할 수 있습니다.

3개월 이상 만성화한 삼출성 중이염의 대표적인 증상이 바로 난청인데요. 소아기의 특징이 급격한 발달 시기라는 사실을 고려할 때, 중이염의 진단과 치료를 놓치면 언어와 행동의 발달 장애는 물론, 학습 장애가 생길 수 있으니 주의해야 합니다. 아이가 불러도 대답이 없다든지, TV 소리를 키우는 등의 행동을 보인다면 반드시 중이염이나 난청 가능성을 염두에 두고 이비인후과에서 귀와 청력 검사를 자세히 해봐야 합니다.

중이염 진단은 어떻게 하나요?

고막 뒤 중이에 고인 물의 양과 정도, 염증 정도. 고막 변화 등을 이내시경이나 현미경을 통해 일차적으로 관찰하게 됩니다. 특히 급성, 삼출성, 만

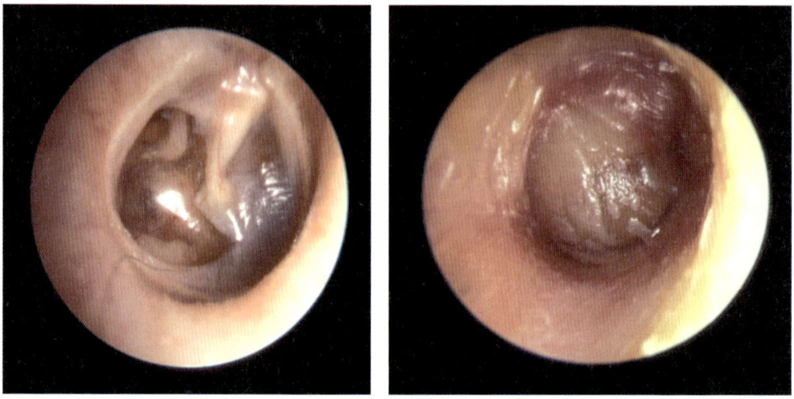

그림 6.4 삼출성 중이염의 합병증으로 발생한 고막의 변성: 함몰과 유착

성 중이염에 대한 적절한 진단이 매우 중요한데요. 소아는 귀지가 고막을 가리는 경우가 흔해 이비인후과 의사가 기구로 귀지를 제거하고, 고막을 정확히 관찰하는 것이 중요합니다. 또한, 삼출성 중이염은 만성화하면 고막이 함몰되고 유착되는 등 심각한 변성이 발생할 수도 있어 전문가의 정확한 진단이 매우 중요합니다(그림 6.4).

삼출성 중이염의 대표적인 증상인 청력 저하 정도를 확인하기 위한 청력검사(순음 청력 검사, 고막 운동성 검사, 이음향반응 검사)도 받아야 하는데요. 청력검사는 삼출성 중이염의 진단과 치료 방침 결정, 치료 효과 판정에 매우 중요하며, 여러 합병증 발생 이전에 수술적 치료가 필요한지를 결정하는 데 필요합니다. 이때, 흔히 시행되는 고막 운동성 검사만으로는 청력 저하를 관찰할 수 없기에 삼출성 중이염 진단과 치료 과정에 필요한 청력 검사를 정확히 받아야 합니다.

아데노이드 비대증, 부비동염, 비염, 알레르기 등 삼출성 중이염 유발 인자를 찾기 위한 엑스레이, 혈액 검사 등도 삼출성 중이염의 정확한 진단과 예후 예측, 치료 방침 결정에 도움을 줍니다.

중이염과 관련되어 질병 경과를 특별히 주의 깊게 관찰해야 할 아이들도 있는데요. 바로 중이염이 쉽게 치료되지 않는 고위험군 아이들입니다. 대표적인 증세로는 삼출성 중이염과 별개의 감각 신경성 난청을 가지고 있는 아이, 다운증후군과 구개열 등 구개(입천장)안면기형을 동반한 아이, 자폐 증세가 있는 아이, 행동 및 언어발달 장애가 있는 아이, 인지 장애를 동반한 아이 등이 해당합니다. 고위험군 아이들에게 삼출성 중이염은 난청 및 언어, 인지 발달을 더욱 악화시키는 원인이 되므로 진단과 치료에 더 적극적인 개입이 필요합니다.

소아 중이염 치료는 어떻게 하나요?

급성 중이염은 기본적으로 세균감염 때문에 발생하므로 항생제 치료를 해야 합니다. 소아의 나이나 급성 염증의 정도, 동반된 위험인자나 질환 등을 고려해 적절한 항생제를 선택해야 하며, 보통 10~14일 정도 사용합니다. 항생제 내성이 발생하는 것을 막기 위해 급성 중이염의 증상, 고막 변화에 대한 세심한 진찰이 필요하며, 선택된 항생제는 최소 10일 이상 충분한 기간 복용하는 것이 중요합니다.

삼출성 중이염 치료는 질병 기간, 재발 여부, 동반 증상 여부, 청력 및 고막 변화 등에 따라 결정하게 됩니다. 3개월 이상 지속하거나 잦은 재발을 보인다면, 동반된 알레르기나 아데노이드 비대 여부, 청력 검사에서 경도 이상 청력 손실이 의심되거나, 만성화한 삼출성 중이염으로 고막에 심각한 변성이 보인다면, 중이염의 단순 추적 관찰이 아닌 보다 적극적인 치료가 필요합니다. 따라서 중이염 치료 과정 동안 세밀히 진찰하고, 알맞은 시기에 적절한 치료를 받아야 삼출성 중이염의 합병증인 청력 저하, 언어 및 행동 발달 장애, 학습 장애 등을 예방할 수 있습니다.

기본적으로 삼출성 중이염은 고막 관찰과 청력 검사를 하면서 추적 관찰을 하게 되며, 항생제 투여는 하지 않습니다. 그 외 약물치료로는 동반된 알레르기, 부비동염 등의 동반 여부에 따라 항히스타민제, 진해거담제, 비충혈 완화제, 비강 분무제 등을 사용할 수 있습니다.

적절한 기간의 항생제와 기타 약물 치료를 받은 후 삼출성 중이염이 남아 있어도 약 3개월 정도는 관찰하면서 지켜보게 됩니다. 만일 심한 청력 저하가 관찰되거나, 3개월 이상 계속되는 삼출성 중이염, 재발이 자주 일어나거나 고막 함몰 · 유착 등 구조적 변화가 발생한 경우, 어지럼증이나 감각신경성 난청 등 합병증이 발생한 경우, 고위험군 소아의 경우는 환기관 삽입술을 보다 조기에 시행하게 됩니다.

이처럼 소아에서 흔히 발생하는 급성 및 삼출성 중이염 치료는 추적 관찰, 약물치료, 동반 질환 치료, 수술적 치료까지 다양하고 적절히 이루어져야 합니다. 따라서 정확한 진단에서부터 완치에 이르는 기간 동안 이비인후과 전문의의 진료를 받고, 필요하다면 적기에 수술적 치료를 받아야 합병증을 예방할 수 있습니다.

환기관 삽입술로 생길 수 있는 부작용이나, 수술 후 주의해야 할 점은 무엇인가요?

환기관 삽입술은 크게 위험하거나 긴 수술시간이 필요하지 않습니다. 수술 현미경을 보면서 고막에 작은 절개를 하고, 중이강에 고인 염증성 물을 제거한 후, 절개한 고막에 환기관을 위치시키는 수술입니다(그림 6.5). 환기관은 보통 6~7개월 후에 자연적으로 빠져나오며, 고막은 대부분 자연 치유되어 절개 부위가 막히게 됩니다. 그러나 24개월 이상 환기관이 안 빠지거나, 수술한 귀에서 계속 진물이 나온다면 환기관을 제거하고 고막 팻치술(인조고막시술)을 하기도 합니다.

수술 후 가능한 귀에 물이 들어가지 않도록 주의해야 하며, 특히 수영은 피해야 합니다. 물놀이가 필요하다면 수영모나 귀마개를 잘 착용하도록 합니다.

삼출성 중이염 수술 후 재발하는 사례도 있는데요. 환기관 삽입술을 처

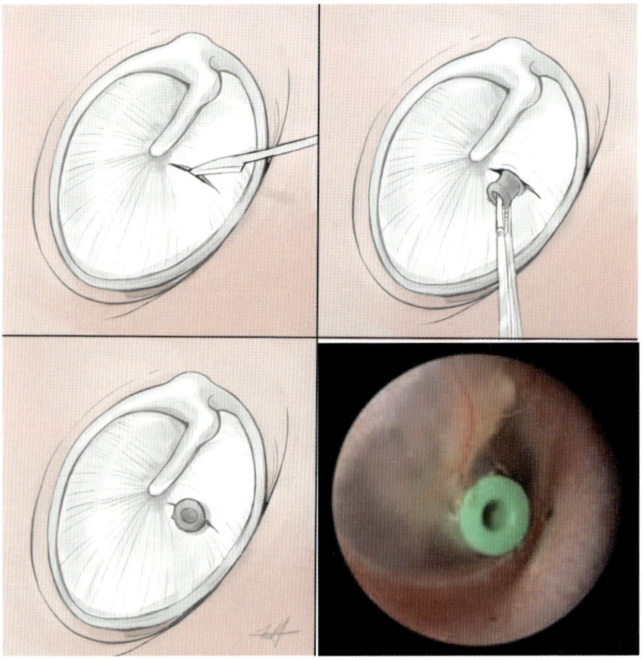

그림 6.5 환기관 삽입술의 수술 과정과 고막에 위치한 환기관의 사진

음 받은 아이의 20~50%에서 환기관이 자연적으로 빠진 후 삼출성 중이염이 재발할 수 있습니다. 재발한 삼출성 중이염이 자연 치유되지 않아 환기관 삽입술 재수술을 해야 할 때는 재발률을 줄이기 위해 반드시 아데노이드 절제술을 함께 시행하는 것이 바람직합니다.

중이염 예방법이 있나요?

폐렴구균, 인플루엔자 백신 등이 소아 중이염 발생과 재발을 막는 예방요법으로 추천되고 있습니다. 예방접종 시기는 삼출성 중이염, 급성 중이염이 많이 발생하는 시기보다는 이른 시기에 하는 것이 좋습니다. 약 43% 정도 중이염 발생률 저하를 기대할 수 있다고 보고되고 있습니다.

만일 알레르기를 동반하고 있다면 항원을 파악해서 피하도록 하고, 감기 등 상기도 감염 횟수를 줄이도록 주의하며, 부비동염이 있다면 약물치료와 보존적 치료를 시행해야 합니다. 코골이 증상을 동반하는 편도나 아데노이드 비대가 있다면 수술적 치료로 제거하는 것이 중이염 예방에 좋습니다.

삼출성 중이염 때문에 청력이 떨어지고, 귀 안쪽에 영향을 주기도 하나요?

삼출성 중이염 증세가 있으면 중이강 안에 물이 차 소리가 잘 전달되지 않는 전음성 난청이 발생할 수 있습니다. 그렇다고 삼출성 중이염만으로 달팽이관(내이)까지 손상되는 경우가 흔치는 않습니다. 하지만 중이염을 앓는 기간이 오래되거나 세균성 감염이 합병하면 내이염을 일으킬 수 있습니다. 이때는 달팽이관 세포와 신경에 염증이 생겨 발생하는 감각신경성 난청이 발생할 수 있으며, 중이염 치료 이후에도 흔히 청력 장애가 남게 됩니다.

중이염 진단 후 청력 검사를 꼭 해야 하나요?

유 · 소아 시기의 청력 저하는 언어와 행동발달, 학습에 매우 큰 영향을 끼칠 수 있습니다. 따라서 소아 삼출성 중이염 증세가 발견됐다면 적절한 청력 검사를 통해 청력 변화를 관찰하는 것은 필요한 진료 과정입니다.

중이염 진단 후 항생제는 얼마나 먹여야 할까요?

급성 중이염이나 부비동염 등 세균성 감염이 동반된 삼출성 중이염이 관찰되면 전문의의 판단에 따라 항생제를 처방하게 됩니다. 이때 최소한 10~14일간 복용하는 것이 내성균 발생 예방에 도움이 됩니다. 하지만 세균 감염이 없는 삼출성 중이염 치료는 항생제 복용을 하지 않고, 정기적으로 고막과 청력 변화를 관찰하기도 합니다. 중이염의 상태, 합병증 발생 여부 등에 대한 정밀한 추적 관찰을 통해 항생제 투여를 포함한 치료방법이 결정될 수 있으므로 반드시 전문의 도움을 받아 정확한 진단을 받아야 합니다.

아이가 너무 어린데 전신마취로 수술해도 괜찮을까요?

환기관 삽입술은 짧은 시간에 가능한 비교적 간단한 수술이지만, 수술 중 몸을 움직이면 고막이나 이소골(귓속뼈)에 손상을 줄 수 있습니다. 따라서 유 · 소아는 전신마취가 안전하며 어른이나 초등학교 고학년은 부분마취로도 충분히 진행할 수 있습니다. 최근에 사용하는 전신 마취약은 부작용이 거의 없으며 수술 시간 자체가 짧기 때문에, 어린 나이라 해도 수술이나 마취 자체로 인한 위험 부담은 매우 낮습니다.

고막에 환기관을 넣었는데 2년이 넘도록 튜브가 빠지지 않는데 어떻게 해야 할까요?

환기관은 대부분 1년 이내에 저절로 고막 밖으로 빠져 나옵니다. 하지만 2년이 넘도록 빠지지 않는다면 중이 상태에 따라 환기관을 빼주어야 할 수도 있습니다. 또한, 이렇게 오래 환기관이 빠지지 않는 환아는 추후 고막이 잘 아물지 않을 가능성도 있어 청소년기 이후에 고막 성형술을 수행해야 하는 경우도 있습니다. 하지만 매우 드문 일이니 너무 걱정하지는 않아도 됩니다.

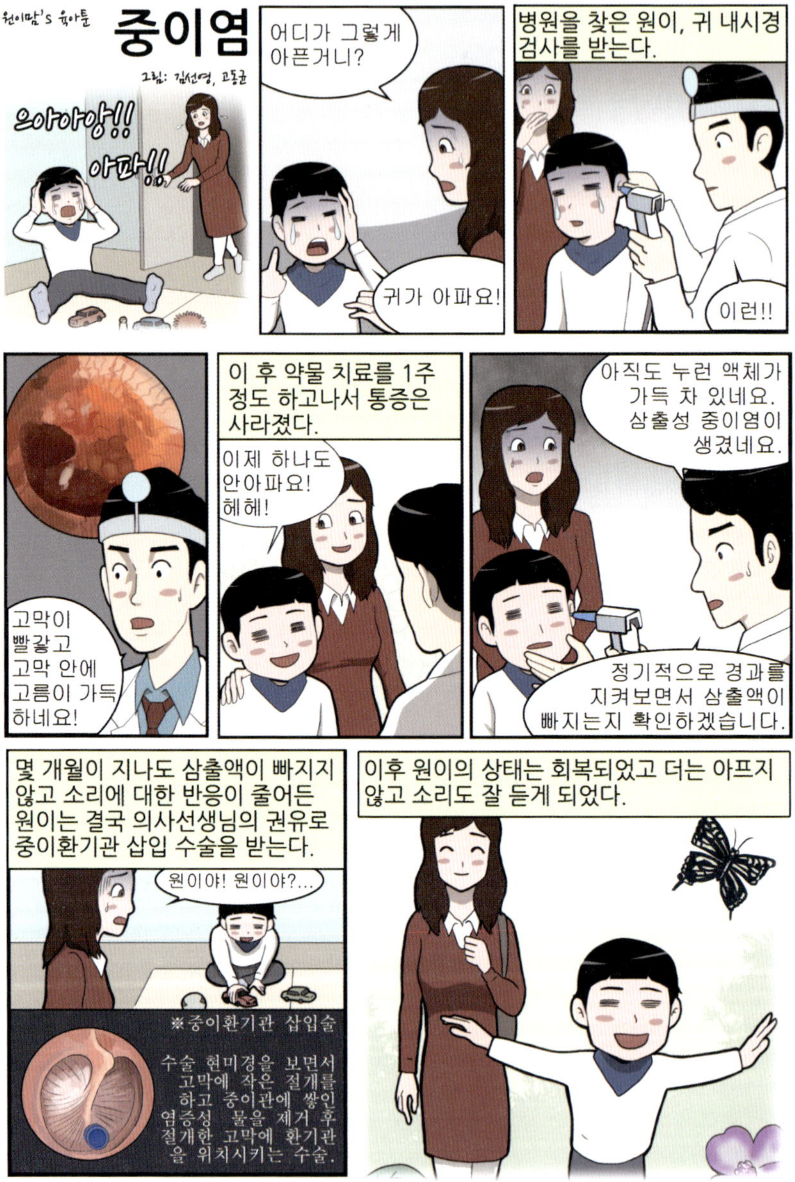
원이맘's 육아툰
중이염
그림: 김선영, 고동균
으아아앙!!
아파!!
어디가 그렇게 아픈거니?
귀가 아파요!
병원을 찾은 원이, 귀 내시경 검사를 받는다.
이런!!
고막이 빨갛고 고막 안에 고름이 가득 하네요!
이 후 약물 치료를 1주 정도 하고나서 통증은 사라졌다.
이제 하나도 안아파요! 헤헤!
아직도 누런 액체가 가득 차 있네요. 삼출성 중이염이 생겼네요.
정기적으로 경과를 지켜보면서 삼출액이 빠지는지 확인하겠습니다.
몇 개월이 지나도 삼출액이 빠지지 않고 소리에 대한 반응이 줄어든 원이는 결국 의사선생님의 권유로 중이환기관 삽입 수술을 받는다.
원이야! 원이야?...
※중이환기관 삽입술
수술 현미경을 보면서 고막에 작은 절개를 하고 중이관에 쌓인 염증성 물을 제거 후 절개한 고막에 환기관을 위치시키는 수술.
이후 원이의 상태는 회복되었고 더는 아프지 않고 소리도 잘 듣게 되었다.

아이가 잘 못 듣는 것 같아요

성균관대 문일준

혹시, 아이가 큰 소리를 내야만 반응을 보이고, 또래 아이들과 다르게 언어 발달이 늦어지고 있지는 않나요? 아니면 '쾅'하고 닫히는 문소리에도 놀라지 않고, 이름을 불러도 반응이 없거나, 큰 소리로 불러야만 대답을 하지는 않나요? 만일 소리에 대한 아이의 반응이 조금 다르다고 판단되면 소아 난청을 의심해볼 필요가 있는데요. 우리 아이 소아 난청 어떻게 대처해야 하는 걸까요?

소아 난청은 흔한 질병인가요?

난청은 소리를 잘 듣지 못하는 현상을 말합니다. 크게 전음성 난청과 감각신경성 난청으로 나눌 수 있는데요. 외이(바깥귀), 고막, 중이(중간귀) 등 소리를 전달해주는 기관의 장애로 음파 전달이 정상적으로 이루어지지 않아 발생하는 난청을 전음성 난청이라고 하며, 달팽이관의 소리를 감지하는 기능에 이상이 생기거나 소리 자극을 뇌로 전달하는 청신경 이상으로 발생하는 난청을 감각신경성 난청이라고 합니다.

신생아의 선천성 난청 유병률은 신생아 1,000명당 작게는 0.9명부터 많게는 5.9명까지 보고되고, 양측 고도난청은 신생아 1,000명당 1~2명에서 발생하는 것으로 알려져 있습니다. 이는 국내 전 신생아를 대상으로 선별검사를 시행하는 신생아 대사이상 질환보다 더 높은 발생률입니다.

난청은 왜 생길까요?

소리 전달이 효과적이지 못한 전음성 난청의 가장 흔한 원인은 삼출성 중이염(중이에 삼출액이라고 하는 물이 차 있는 경우)입니다. 성인보다 귀와 코를 연결해주는 이관기능이 성숙하지 못한 소아에게서 삼출성 중이염이 반복적으로 발생해 난청을 유발하게 됩니다. 또한, 외이도 폐쇄가 있거나, 소리를 전달하는 이소골의 연결이 완전하지 못할 때도 전음성 난청이 발생할 수 있는데요. 이러한 전음성 난청은 청신경 이상은 없기 때문에 수술을 통해 청력 개선을 기대할 수 있습니다.

소리 감지 기능에 이상이 있는 감각신경성 난청은 유전성과 비유전성으로 나눌 수 있으며 그 원인은 매우 다양합니다. 다른 장기의 이상도 동반하는 증후군 같은 유전성 질환에서 감각신경성 난청이 발생할 수 있으며, 모성 풍진이나 거대세포바이러스 감염 같은 비유전성 산전감염에 때문에 발생할 수도 있습니다. 그 외에도 청력에 영향을 주는 약물 노출, 장기간의 인공호흡, 높은 빌리루빈 수치(황달), 미숙아 또는 저체중 출생아, 출생 시 산소 부족 등이 감각신경성 난청을 유발할 수 있는 위험요소로 알려져 있습니다.

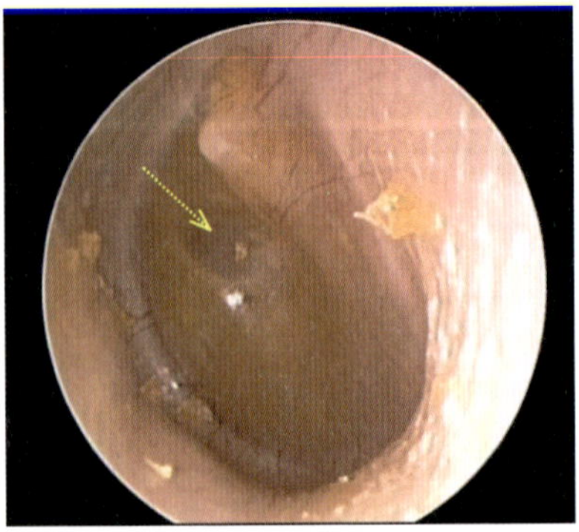

그림 7.1 삼출성 중이염이 생긴 환아의 고막 소견, 누런 액체가 고막 안쪽 중이 공간에 가득 차 있고 공기방울(화살표)이 보인다.

소아 난청, 빨리 발견하고 치료하는 것이 왜 중요한가요?

아이들은 엄마 배 속에 있을 때부터 주변의 다양한 소리를 듣고 성장하게 됩니다. 어른들에게는 소리를 듣는 것이 특별하지 않게 느껴지겠지만 갓 태어나서 성장하는 아이들에게는 매우 중요한 의미를 지닌답니다.

아이들에게 소리를 듣는 것은 달팽이관을 통해 뇌로 전달된 소리가 듣기를 담당하는 뇌의 영역을 지속해서 자극하는 것을 의미합니다. 소리에 의한 뇌 자극은 신생아부터 아이가 한참 성장하는 유아기 뇌 발달에 아주 중요한 역할을 합니다. 뇌가 지속해서 자극을 받아야 뇌의 신경망이 잘 발달하고 제 기능을 하게 되기 때문입니다.

그런데 만약 아이가 소리를 잘 못 듣는다면 어떻게 될까요? 소리를 통한 자극이 일어나지 않게 되면서 뇌도 제대로 발달하지 못하게 되겠지요. 만일 난청을 발견하지 못하고 내버려 두게 되면 아이의 언어 발달에도 장애가 발생하게 됩니다. 하지만 난청 증세가 있다 해도 조기에 발견해 빠른 치료를 시행한다면 정상에 가까운 언어발달을 기대할 수 있습니다.

난청 치료는 어떻게 하나요?

난청 치료를 위해서는 우선 정확한 진단이 필요합니다. 아이가 태어나면 한 달 이내에 소리 자극에 대한 뇌파 반응을 통해 신생아 청각선별검사를 받도록 하고 있습니다. 신생아 청각선별검사에서 어느 한쪽 귀라도 재검판정을 받으면 생후 3개월 이내 난청 확진을 위한 정밀청력검사를 시행하게 됩니다. 신생아 청각선별검사를 모두 통과하고 잘 듣던 아이라고 할지라도 되묻는 경우가 점점 많아지거나, TV 시청시 볼륨이 커진다면 고막검사와 청력검사를 통해 난청 유무와 종류를 확인해야 합니다.

아이가 난청으로 진단되었는데 수술적인 치료 등으로 청력 회복을 기대하기 어려운 감각신경성 난청이면서 중등도 난청 이상인 경우에는 바로 보청기와 언어 재활치료를 계획해야 합니다. 먼저 보청기를 끼는 연습으로 시작합니다. 보청기를 착용한 상태에서 언어치료, 음악치료 등 청각재

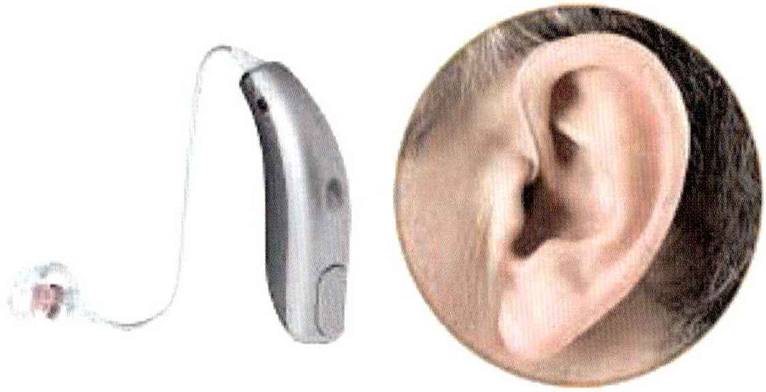

그림 7.2 실제 보청기의 모습 및 보청기를 착용한 상태

활치료를 받고, 그 기간에는 정기적인 고막검사와 언어평가를 시행해 아이의 언어발달 상태를 평가합니다.

하지만 청력이 많이 떨어진 아이는 보청기로도 충분히 소리를 듣지 못하고, 언어발달로 이어지지 못하게 되는데요. 이럴 때는 인공와우 수술을 해야 합니다. 인공와우 수술은 귓속 달팽이관에 청신경을 자극하는 전극을 넣어 소리를 전달하는 시술인데요. 인공와우 이식 시기는 난청의 정도와 아이의 상태에 따라 다르지만 일반적으로 빠를수록 좋으며 생후 1~2년이 가장 적절한 것으로 알려져 있습니다.

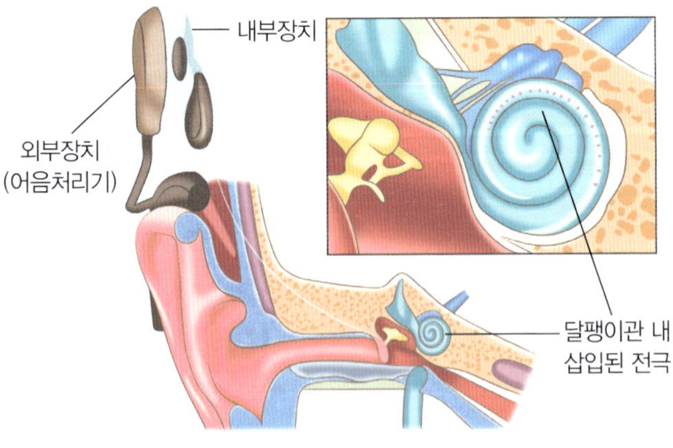

그림 7.3 인공와우기계, 외부장치와 내부장치로 나누어져 있으며 내부장치에 달린 전극이 달팽이관 안으로 삽입되어 소리를 전달하게 된다.

치료를 받으면 아이의 난청을 개선할 수 있을까요?

아이를 주의 깊게 관찰하고 적절하고 현명한 대응으로 아이의 난청을 극복해준 엄마들의 실제 사례를 소개하겠습니다.

> 건강하게 태어나 잘 자라준 아이가 언제부터인지 제가 묻는 말에 대답을 잘 하지 않았어요. 처음에는 벌써 사춘기가 왔나 싶고, 내심 서운한 마음이 들기도 했어요. 그런데 아이를 유심히 관찰해보니 일상적인 대화를 할 때도 되묻는 일이 많고, TV 볼륨도 점점 크게 듣더라고요. 혹시나 하는 생각에 이비인후과에 데려가 청력검사를 받게 했더니 놀랍게도 양쪽 귀 모두 중등도 난청이 있다는 이야기를 듣게 되었습니다. 신생아 청력선별검사에서 아무 이상이 없었기에 우리 아이에게 난청이 생길 거라고는 상상도 해보지 못했었습니다. 다행히 상태가 심하지 않아 바로 보청기를 착용하게 했어요. 아이가 처음에는 불편하다고 하고, 친구들이 놀릴까 봐 주저하기도 했는데, 지금은 집중력도 좋아지고 학교 생활에도 적응을 잘 하며 훨씬 더 밝아졌어요.

이 사례처럼 의사 표현력이 떨어지는 소아 난청은 부모의 주의 깊은 관찰이 중요합니다. 아이가 TV 볼륨을 점점 키우거나 묻는 말에 잘 대답하지 않으면 반드시 난청을 의심해봐야 합니다. 소아 난청은 빨리 발견할수록 치료 효과도 좋기 때문입니다.

다음 사례는 신생아 청각선별검사에서 재검 판정을 받은 경우인데요. 이럴 때에도 조기에 발견해 적절한 치료를 한다면 여느 아이들처럼 건강하게 자랄 수 있습니다.

젊은 부부가 생후 1개월이 채 안 된 아기를 안고 신생아 청각선별검사를 받기 위해 진료실을 찾았습니다. 그런데 건강하게 태어났다고 생각한 아이가 신생아 청각선별검사에서 양측 재검 판정이 내려졌습니다. 행복한 얼굴로 들어왔던 부부는 걱정에 싸인 표정으로 진료실을 나섰습니다.

그리고 생후 3개월이 채 안 되었을 때 다시 정밀청력검사를 진행했습니다. 안타깝게도 양측 청력이 전혀 없다는 결과가 나왔습니다. 아무런 잘못도 하지 않았지만 젊은 부부는 죄책감에 힘들어했습니다. 다행히 현대의학기술로 극복 가능한 유일한 장애가 난청이라는 의사의 말에 힘을 내기로 했습니다.

아이에게 바로 보청기를 맞춰주었습니다. 그날부터 부부는 아이가 소리에 반응하는지 옹알이는 하는지 옆에서 주의 깊게 관찰했고, 정기적으로 언어평가를 받았습니다. 그러나 나아지기를 바라는 부부의 기대와는 달리 아이의 언어발달은 또래 아이들보다 많이 뒤처졌습니다. 보청기만으로 회복에 한계가 있다는 의사의 조언에 따라 아이는 생후 12개월에 인공와우 수술을 받았습니다.

다행히 수술 결과는 희망적이었습니다. 아이가 처음으로 소리에 반응하기 시작했기 때문이었습니다. 희망을 되찾은 부부는 꾸준히 언어치료를 진행했고, 아이의 옹알이도 늘고 엄마, 아빠 등의 단어도 얘기할 수 있게 되었으며 주위에 대한 관심도 증가하였습니다. 아이가 좋아질 수 있다는 사실을 확인한 부부는 8개월 뒤에 반대 측 인공와우 수술까지 받도록 했습니다.

초등학교 2학년이 된 현재, 아이는 여전히 주 1~2회에 걸쳐 언어치료를 받고 있습니다. 하지만 아이는 일반 초등학교에 다니며 친구들과 공부하고 놀이를 하는 데 큰 불편 없이 지내고 있습니다.

신생아 난청은 비교적 흔하게 나타나는 증세입니다. 그런데도 아직 모든 신생아가 청각선별검사를 받지 못하고 있습니다. 또한 태어날 때는 정상청력이었으나 시간이 흐르며 난청이 발생하는 경우도 있는데 아이들이 표현을 제대로 하지 않아 난청을 발견하지 못하고 적절한 치료 시기를 놓치는 경우도 있습니다. 아이에서의 난청은 조기 발견 및 치료가 매우 중요하며 소개한 사례처럼 다른 장애와 달리 신생아 난청은 조기 발견, 조기 재활을 시행하면 얼마든지 정상적인 아이들처럼 듣고 말하고 뛰어 놀며 생활할 수 있습니다. 중요한 것은 부모님의 세심한 관찰과 적극적인 치료입니다.

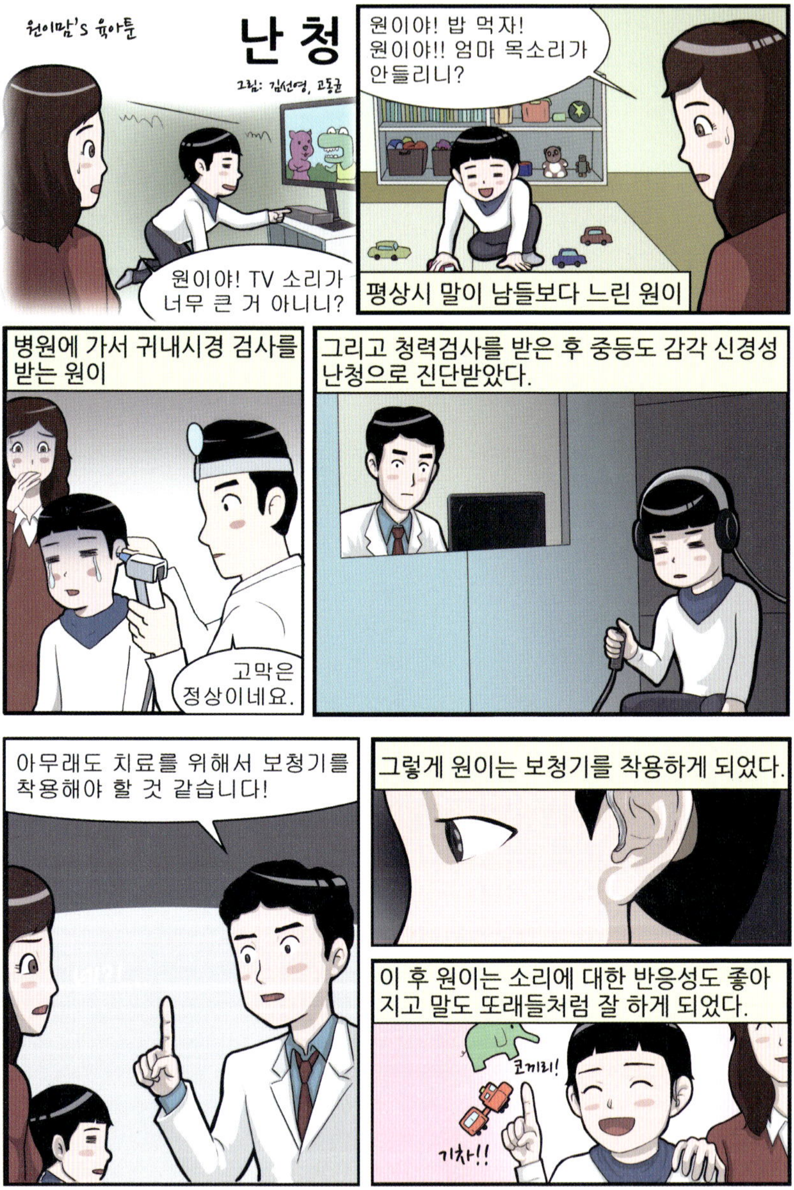
원이맘's 육아툰
난 청
그림: 김선영, 고동균
원이야! TV 소리가 너무 큰 거 아니니?
원이야! 밥 먹자! 원이야!! 엄마 목소리가 안들리니?
평상시 말이 남들보다 느린 원이
병원에 가서 귀내시경 검사를 받는 원이
고막은 정상이네요.
그리고 청력검사를 받은 후 중등도 감각 신경성 난청으로 진단받았다.
아무래도 치료를 위해서 보청기를 착용해야 할 것 같습니다!
그렇게 원이는 보청기를 착용하게 되었다.
이 후 원이는 소리에 대한 반응성도 좋아지고 말도 또래들처럼 잘 하게 되었다.
코끼리!
기차!!

코

코 안에 이물질이 있어요
코피가 자주 나요
코뼈가 부러졌어요
우리 아이 코골이, 어떻게 치료해야 하나요?
코가 막히고 콧물이 나와요
비염은 무엇인가요?
소아 부비동염(축농증)은 무엇인가요?

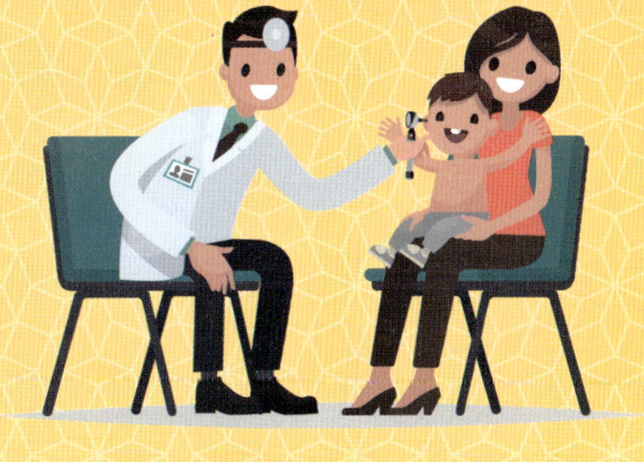

코 안에 이물질이 있어요

건국대 조재훈

2살 지훈이는 1주 전부터 오른쪽 코에서 누런 콧물이 나오기 시작했습니다. 기침도 하지 않고 열도 나지 않아 감기에 걸린 것 같지는 않았는데요. 한쪽 코에서만 콧물이 나오는 것이 이상해 이비인후과에 데리고 갔습니다. 지훈이의 코안을 살피던 이비인후과 원장님께서 “아, 저놈이 범인이구나!” 하시며 빨간 장난감 블록을 꺼내셨습니다. 아니, 장난감 블록이 우리 지훈이 코안에 왜 들어간 거지?

호기심 천국 아이들의 코는 위험한 만능 실험실

호기심 많은 아이는 처음 보는 물건을 만나면 각자 자신만의 방법으로 실험을 시작합니다. 우선 만져보고 입에 넣어보며 자기 나름대로 물건의 특성을 파악해 보는데요. 그러다가 한 걸음 더 나아가게 되면 콧구멍에 넣게 됩니다.

마침 그 상황을 엄마가 보고 있었다면 즉시 병원으로 데려가겠지요. 하지만 보지 못하고 넘어가는 경우도 자주 생깁니다. 그럴 때가 문제인데요. 정확하게 의사 표현을 하지 못하는 소아들은 엄마에게 스스로 알릴 수도 없겠지요? 따라서 뭔가 의심이 되면 엄마들이 빨리 이비인후과에 데리고 가셔야 합니다.

가장 전형적인 특징은 열이나 기침 등 감기 증상 없이 한쪽 코에서 누런 콧물이 날 때입니다. 만일 초기에 발견하지 못하면 증세가 심해져 염증이 발생하거나 코피가 나서 내원하는 경우도 있습니다. 대부분 내시경 검사로 찾아낼 수 있지만, 코안 깊숙이 숨은 경우 CT 촬영이 필요할 수도 있습니다.

아이들이 자주 코에 집어넣는 물건들로는 장난감, 콩, 동전, 면봉 조각, 알약, 휴지 등이 있습니다. 일단 코안에 이러한 물건들이 들어간 경우를 의학적 용어로 '비강 내 이물'이라 부릅니다. 이물의 종류에 따라 차이는 있지만 대부분 염증을 유발하며 코막힘, 콧물, 통증, 코피 등이 발생합니다. 특히 일반적으로 수은 전지라 불리는 단추형 전지는 몇 시간 안에 점막의 괴사를 일으킬 수 있으므로 즉시 제거해야 합니다(그림 1.1).

비강 내 이물, 어떻게 해야 할까요?

비강 내 이물은 종류에 따라 적합한 기구를 사용해 제거하게 됩니다. 특히 플라스틱으로 만든 장난감 총알은 동그랗게 생겨 잘 잡히지 않기 때문에 제거하기 매우 까다롭습니다.

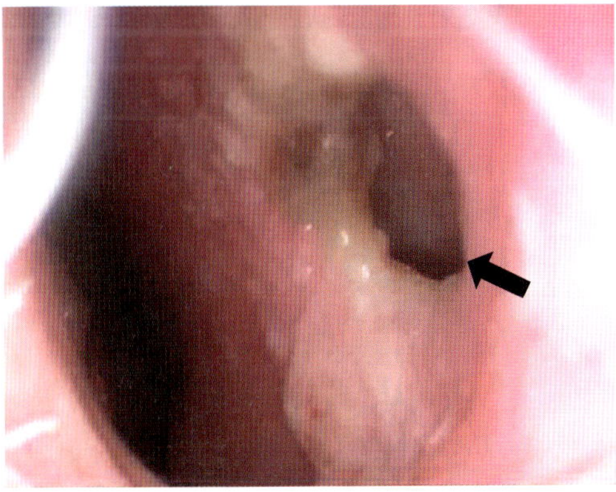

그림 1.1 단추형 전지를 코에 넣어 발생한 비중격 천공

때로 이물이 콧구멍 입구에서 바로 보일 때 집에서 핀셋 등으로 꺼내려는 엄마들도 있는데요, 조심하셔야 합니다. 꺼내려다 오히려 더 깊숙하게 밀어 넣게 되는 경우가 많고, 코안에 상처를 낼 수도 있습니다. 그래서 발견 즉시 아이를 이비인후과 병원으로 데려가야 합니다.

아이들이 너무 어리거나 겁을 먹어서 협조가 잘 안 되는 경우나 비강 내 이물이 깊숙이 들어가 잘 보이지 않을 때는 전신마취를 해서 찾아야 합니다. 대부분 이물을 제거하면 염증이 가라앉고 별다른 문제 없이 회복되지만, 단추형 전지의 경우 비중격 천공 등 합병증을 남길 수도 있습니다.

원이맘's 육아툰

비강 내 이물

그림: 김선영, 고동균

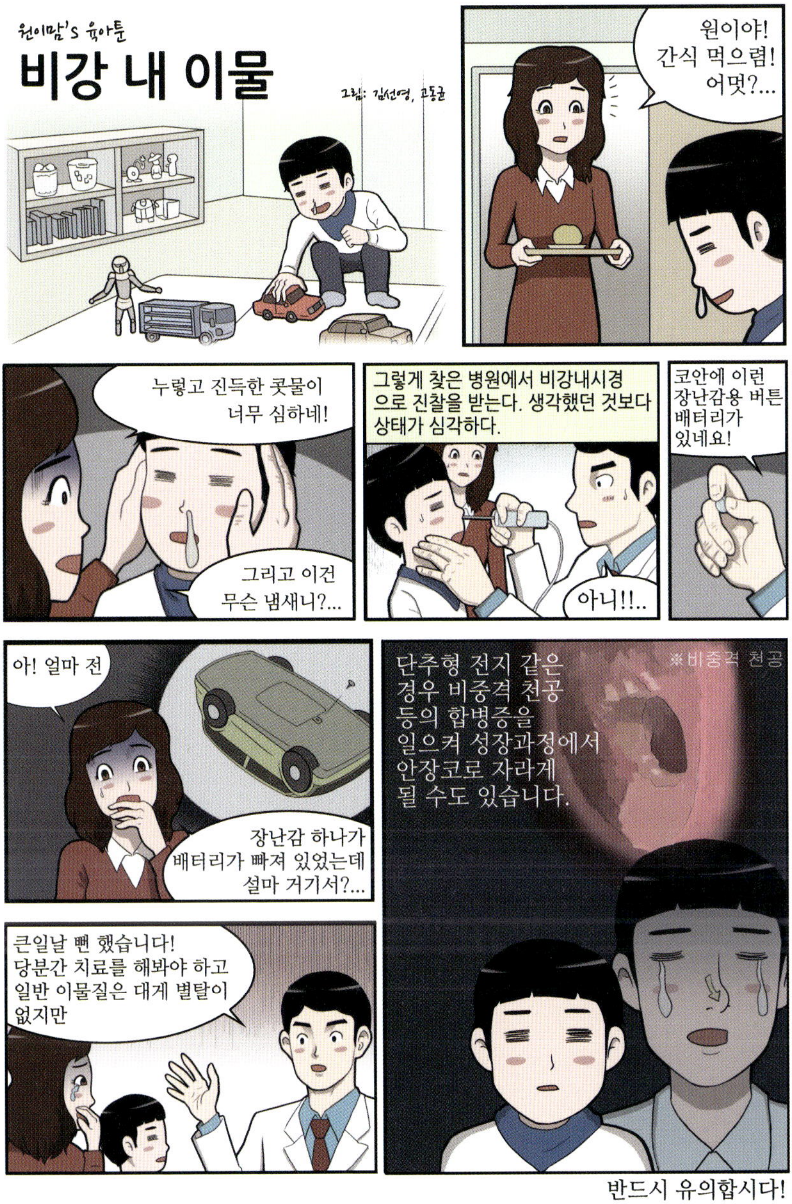
원이야!
간식 먹으렴!
어멋?...
누렇고 진득한 콧물이
너무 심하네!
그리고 이건
무슨 냄새니?...
그렇게 찾은 병원에서 비강내시경으로 진찰을 받는다. 생각했던 것보다 상태가 심각하다.
아니!!...
코안에 이런
장난감용 버튼
배터리가
있네요!
아! 얼마 전
장난감 하나가
배터리가 빠져 있었는데
설마 거기서?...
큰일날 뻔 했습니다!
당분간 치료를 해봐야 하고
일반 이물질은 대게 별탈이
없지만
단추형 전지 같은
경우 비중격 천공
등의 합병증을
일으켜 성장과정에서
안장코로 자라게
될 수도 있습니다.
※비중격 천공
반드시 유의합시다!

코피가 자주 나요

경상대 김상욱

아침에 일어났는데 아이 베개가 빨간 피로 젖어 있거나, 신나게 뛰어 놀던 아이가 갑자기 코피를 흘리면 걱정이 앞서는 게 부모님 마음일 텐데요. 코피는 전 세계 인구 60% 이상에서 한 번 이상 겪는 흔한 증상입니다. 그 중 6% 정도는 코피가 반복되거나 출혈량이 많아 병원을 찾는다고 합니다. 하지만 막상 코피가 나면 휴지로 콧구멍을 막는 방법 외에는 정확한 대처 방법에 대해 아는 분들은 많지 않은데요. 지금부터 우리 아이 코피에 대해 알아보겠습니다.

코피는 왜 나는 건가요?

코피는 대부분 특별한 질환과 관계가 없습니다. 코를 자주 후비는 습관이 있거나 알레르기 비염이 있는 어린이에서 흔히 생깁니다. 코를 후비다가 코 내부 점막에 상처를 내거나 알레르기 비염 같은 염증으로 점막이 손상되면서 점막 아래에 있는 혈관에서 피가 나는 것입니다. 코감기를 심하게 앓는 경우에도 코피가 날 수 있는데요. 이때도 염증으로 점막이 손상되어 피가 나는 것입니다. 또한, 비염이나 코감기로 코의 점막이 부어 코가 막히면 코를 풀게 되고, 이러한 행위가 다시 점막을 손상해서 코피가 나게 됩니다. 과로하거나 기후가 건조한 겨울철에 코피가 잘 나는 것도 코의 점막을 보호하는 점액이 마르면서 점막이 손상되기 쉽기 때문입니다.

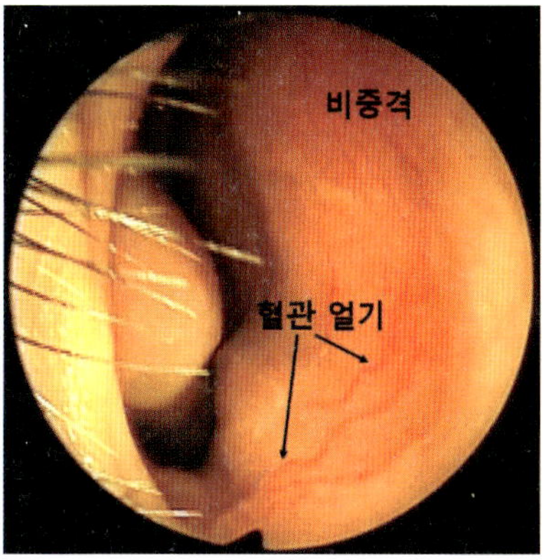

그림 2.1 비중격의 혈관 얼기(우측 코 안)

그럼 코의 어떤 부위에서 주로 코피가 나는 걸까요? 양쪽 콧구멍 사이의 벽을 비중격이라고 하는데요. 콧구멍 입구에 가까운 비중격 앞쪽 부위는 여러 혈관이 모여 얼기를 만드는 곳입니다. 가장 흔하게 코피가 나는 곳이 바로 이 부위입니다(그림 2.1). 혈관 얼기가 콧구멍 앞쪽 벽에 있으므로 코를 후비거나 문지르다가 다치기 쉽기 때문입니다.

코피 때문에 위험해질 수도 있나요? 어떤 경우에 병원에 가야 하는지 알려주세요.

앞의 설명처럼 코피는 대부분 비중격 앞쪽 혈관 얼기에서 나며 지혈도 잘 되는 편입니다.

성인에게서 반복적으로 피가 날 때는 코안에 종양이 생겨 그럴 수도 있고, 고혈압 등 전신 질환을 동반할 경우에는 코 뒤쪽 동맥이 터져 많은 양의 코피를 흘리기도 합니다. 하지만 어린이는 대부분 비중격 앞쪽 혈관 얼기에서 나는 출혈이므로 크게 걱정할 필요가 없습니다.

단, 소아나 청소년일지라도 한쪽에서만 코피가 반복해서 나고, 지혈이 쉽게 되지 않거나, 코막힘 같은 다른 증상이 있을 때는 이비인후과 전문의에게 진료를 받는 것이 좋습니다. 이는 잦은 코피 치료 목적뿐 아니라 혹시라도 모를 종양 발생 여부를 조기에 감별해야 하기 때문입니다.

코피와 함께 다른 신체 부위에서도 출혈이 있거나 피멍이 드는 경우에도 반드시 병원에서 검사를 받아야 합니다.

코피가 나면 어떻게 대처해야 하나요?

무엇보다 침착하게 대응하는 것이 중요합니다. 일반적으로 코피는 특별한 질환과 관계가 없으며 적절한 처치만 해주면 잘 멎습니다. 갑작스럽게 아이가 코피를 흘리면 코피에 대한 지식이 없는 부모는 쉽게 당황할 수 있는데요. 당황하는 부모의 모습을 보고 아이도 겁을 내며 불안해하게 되니 침착하게 대응해야 합니다.

코피가 날 때 가장 중요한 지혈 원칙은 압박입니다. 앞서 설명한 바와 같이 코피는 주로 콧구멍 앞쪽 혈관 얼기에서 나므로, 양쪽 콧방울 부위를 압박해주어야 합니다.

이때, 콧방울은 부드러운 조직이라 양쪽 콧방울을 엄지와 검지로 지긋이 눌러주는 것만으로도 비중격 혈관 얼기 부위에 압박을 가할 수 있습니다(그림 2.2). 대부분 10분 이내에 지혈이 됩니다. 간혹 양 눈 사이에 있는 코 위쪽을 누르는 경우도 있는데요. 코 위쪽은 딱딱한 뼈로 이루어져 있어 주로 피가 나는 비중격 혈관 얼기 부위를 압박할 수 없으므로 옳은 방법이 아닙니다.

또 한 가지 응급처치를 할 때 잊지 말아야 할 점은 아이가 고개를 앞으로 숙이게 하는 것입니다. 만일 목 뒤로 피가 넘어갔다면 뱉어내도록 해야 하는데요, 아이가 당황한 상태에서 목 뒤로 흘러 넘어간 피가 기관지를 통해 폐로 들어가면 폐렴을 일으킬 수 있기 때문입니다. 또한, 피를 삼키면 위장으로 피가 많이 넘어가서 메스꺼움과 구토를 유발할 수도 있습니다.

20~30분에 걸쳐 이러한 응급조치를 했음에도 불구하고 지혈이 되지

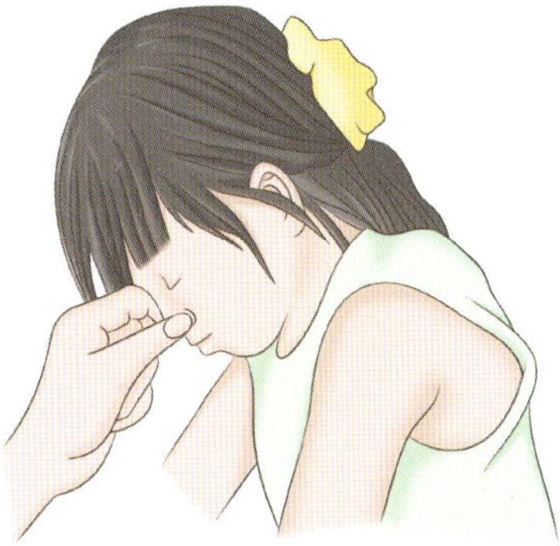

그림 2.2 코피 응급처치 모습(고개를 앞으로 숙이고 엄지와 검지로 양쪽 콧방울을 압박한다.)

않거나 금세 재발하면 지체하지 말고 인근 이비인후과 의원이나 병원 응급실을 방문하는 것이 좋습니다.

코피가 재발하지 않게 하는 방법은 없나요?

비중격 혈관 얼기가 돌출되어 코피가 반복될 때는 전기 소작기를 이용해 혈관을 응고시키는 방법이 주로 이용됩니다. 많은 경우 한 번의 전기 소작만으로도 지혈될 수 있으니 코피가 자주 반복되면 이비인후과에서 진료를 받아보는 게 좋습니다. 이때, 콧속에 부분 마취를 하므로 겁이 많은 어린아이는 시행하기 어려울 수도 있습니다.

이러한 경우에는 점막을 보호할 수 있는 안연고나 바셀린 연고 같은 약제를 발라주고, 손을 대지 않도록 하는 것만으로 상당 부분 좋아지기도 합니다. 연고를 바를 때는 코안 점막이 손상되지 않도록 너무 깊이 집어넣지 말아야 합니다. 코 입구에서 1 cm 정도 되는 지점에 바른 뒤 콧방울을 눌러서 고루 펴지게 해주는 것이 좋습니다.

지혈되면 혈관 주변에 딱지가 앉게 되는데요. 이때 상처가 아물면서 딱지가 저절로 떨어져 나오게 해야 코피가 재발하지 않습니다. 그래서 아이가 코를 후비지 않도록 하는 것이 중요합니다. 피딱지로 코가 막히면 아이는 계속 코를 후비려고 하는데요. 이때는 연고를 바른 뒤 10분에서 20분 정도 기다렸다가 가볍게 풀어내도록 하면 코피의 재발을 막으면서 딱지에 의한 코막힘을 해소할 수 있습니다. 이러한 연고 도포는 전기소작술을 시행한 이후에도 상처 회복과 코피 재발 방지에 도움이 됩니다.

코피를 예방하려면 실내에서는 가습기 등을 이용해 적정한 실내 습도를 유지하도록 하며, 춥고 건조한 겨울에 외출할 때는 두꺼운 방한복과 마스크를 착용해 급격한 체온 변화를 피하는 것이 좋습니다. 이 밖에 알레르기 비염처럼 코피를 일으키는 질병을 동반한 경우에는 적극적으로 치료해야 재발을 막을 수 있습니다.

코뼈가 부러졌어요

단국대 모지훈

성장기 우리 아이, 갈수록 활동량이 증가하고 움직임도 격해지다 보면 넘어지거나 부딪혀 다치는 상황이 흔하게 벌어지는데요. 다른 곳과 달리 코뼈를 다치게 되면 아이의 얼굴에 이상이 올까 싶어 부모님들은 크게 당황할 수밖에 없습니다. 우리 아이 코뼈 골절 어떻게 치료해야 하는 걸까요?

어린아이 코뼈 골절의 특징

소아 코뼈 골절은 매우 흔하게 발생하는 편입니다. 아이의 나이가 많아질수록 증가하는 특징을 보이는데요. 어릴수록 뼈가 유연하고 볼의 지방이 많고 키가 작아 받는 충격이 적은 데 비해, 나이가 들수록 신체활동이 증가하고 과격한 행동과 외상에 노출되는 상황이 증가하기 때문입니다. 또한 여자아이보다 남자아이에서 훨씬 흔한데요. 이 역시 남자아이가 여자아이보다 신체 활동이 더 많기 때문입니다.

코의 성장은 대부분 2~5세 사이와 사춘기 때 이루어집니다. 여자아이는 16~18세, 남자아이는 18~20세까지 자라게 되는데요. 이 시기에 코뼈를 다치면 성장에 문제가 생길 가능성이 높아 각별한 주의가 필요합니다. 특히 코의 오른쪽과 왼쪽을 나누는 코 사이의 구조물을 가리키는 비중격 손상도 흔히 발생합니다. 비중격은 자라면서 콧등을 높이고 코끝을 올리는 역할을 하는데요. 어렸을 때 이 부위를 다치면 콧등이 펑퍼짐하게 넓어지며 코가 짧아지면서 납작해지는 변형이 생길 수 있습니다.

코를 다칠 때 가장 흔한 부위는 코끝과 콧등입니다. 그 중 약 32%에서 코뼈가 손상됩니다. 이러한 손상은 단순한 연조직 손상에서부터 코, 눈, 부비동(코곁굴, 얼굴 뼈 안의 빈 공간) 등의 심각한 골절까지 다양한 형태로 발생합니다.

소아의 코는 뼈보다는 연골이 많고, 앞쪽으로의 돌출이 적으며, 골유합(뼈가 붙는 과정)이 아직 진행되지 않았다는 특징이 있습니다. 또한, 무딘 외상에도 연골이 쉽게 휠 수 있으며, 탄력이 높은 코뼈로 인해 불완전굴곡골절(greenstick fracture)이 쉽게 일어납니다. 상대적으로 봉합선(suture line)을 따르는 골절은 성인에 비해 드물게 나타납니다.

코뼈 골절 검사, 이렇게 진행합니다

아이가 코를 다쳤을 때 초기 평가는 머리를 다쳤을 때처럼 신중하게 해야 합니다. 자동차 사고처럼 큰 충격에 의한 코뼈 골절은 기도 손상이나 출혈, 경부 척추 외상 등을 동반할 수 있기 때문입니다. 그래서 반드시 치명적일 수 있는 동반손상을 확인하고 난 후에 코의 병력과 신체 검사를 진행해야 합니다. 이때 얼굴 중심부의 손상이 이마, 광대뼈 등의 부위로 쉽게 퍼지기 때문에, 해당 부위의 부수적인 손상도 확인해야 합니다.

병원을 방문하면 의사에게 다친 상황에 대한 정보를 정확히 전달해야 합니다. 어떻게 다쳤는지, 다친 뒤 시간은 얼마나 경과했는지, 이전에 코를 다친 경우는 없었는지를 알리고, 다치기 전 사진을 가져가면 치료에 도움이 됩니다.

코를 다친 아이를 진찰할 때 아이의 협조가 안 돼 어려움이 발생할 수 있고, 시간이 경과하면서 연조직의 부종이 심해지면 의사가 내부 손상을 파악하기 어려울 수도 있습니다. 하지만, 코의 외부와 내부 검진은 철저히 시행해야 합니다.

코의 외부 검진은 피부와 연조직 손상, 외부 변형 여부를 확인하며, 부종과 출혈 정도에 대한 평가도 시행합니다. 코뼈는 촉진을 통해 움직이는지 계단처럼 층이 있는지, 마찰음(crepitus) 같은 소리가 나는지 확인하게 됩니다. 코뼈의 마찰음은 코뼈 골절의 대표적인 특징 소견인데요. 코뼈 골절의 징후를 빈도 순으로 살펴보면 코피, 콧등 팽창, 눈의 얼룩 출혈, 콧등의 압통(피부 압박 통증), 명백한 코의 기형, 비골(코뼈)의 마찰음으로 나타납니다.

코의 내부 검진은 주로 내시경을 이용하는데요. 일부 협조가 안 되는 아이에 한해서는 전신 마취 하에 검사를 진행하기도 합니다. 점막이 찢어져서 코피가 날 때는 비충혈 완화제 또는 가벼운 압박을 통해 지혈하게 되며, 비중격의 휘어진 정도, 부종 또는 혈종이 있는지 확인한 후, 필요한 경우 코안을 거즈 등으로 충전을 할 수도 있습니다.

소아의 비중격 연골은 성인보다 부드러워서 쉽게 휘어지며, 이로 인해 피가 고여 혈종이 생기기도 합니다. 비중격에 생긴 혈종은 붉은색 덩어리로 보이며, 코를 막기 때문에 즉시 수술을 해야 합니다. 바로 치료하지 않으면 연골이 괴사하여 코의 구조적 지지능력이 상실될 수 있으며, 비중격 농양(고름)이 생겨 역행성 혈전 정맥염이 발생할 수 있기 때문입니다. 비중격 혈종이 확인되면 우선 응급 절개해 제거하고, 비강 내 압박을 통해 재발하지 않게 합니다. 만약 고름 형성이 확인되면, 고름을 제거하고, 균 배양을 시행하며, 고름이 나올 수 있는 배출관을 삽입합니다. 이때 광범위 스펙트럼의 정맥 내 항생제 치료가 필요합니다.

코뼈 골절 진단은 일반적인 병력과 신체 검진만으로 어느 정도 추정할 수 있습니다. 보통 단순 엑스선 촬영으로 확인할 수 있으나, 단순 엑스선 촬영은 코뼈가 겹쳐 보여 정확한 진단이 어려울 수 있습니다. 특히, 소아의 코 구조는 주로 연골로 이루어져 있고 융합되지 않은 봉합선을 가지고 있

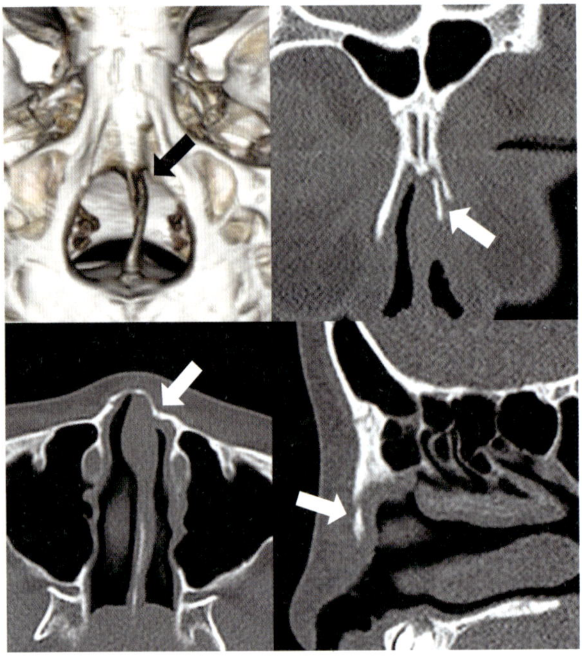

그림 3.1 골절로 좌측 코뼈가 주저앉은 모습의 전산화 단층 촬영(CT)

어, 단순 엑스선 촬영으로 골절 소견을 파악하기는 매우 어렵습니다. 이에 반해, 전산화 단층 촬영(CT 스캔)은 골절 정도와 유형을 파악하기 쉽고 동반 손상 여부와 정도를 파악하는 데 유용합니다(그림 3.1).

어린아이 코뼈 골절 이렇게 치료합니다

코뼈가 부러졌다는 사실이 확인되면 코피나 혈종 같은 다른 응급상황을 해결한 후 조직손상이 있는 경우 봉합하게 되는데요. 코의 피부와 연부조직 손상은 상처를 씻은 후 봉합하고, 상처가 깊은 연골 손상은 정도를 확인한 후 봉합하게 됩니다.

이후 부기가 빠지기를 기다려 약 3~5일 뒤에 재진료를 하게 됩니다. 부기가 가라앉고 후속 진료를 마친 후 수술이 필요한지, 적절한 치료 시기는 언제가 적절한지, 어떤 수술법을 적용하는 것이 좋을지 판단하게 됩니다.

소아의 단순 코뼈 골절은 일반적으로 폐쇄 정복술을 시행하는데요(그림 3.2), 수술실에서 전신 마취를 통해 시행하는 가장 쉽고 안전한 방법으로, 보통 외상이 발생하고 난 후 1~2주 이내에 진행합니다. 폐쇄 정복술 후에는 정복 부위 안정화와 추가적인 외상 방지를 위해 약 1주일간 외부 부목을 거치하게 됩니다(그림 3.3).

소아의 코뼈 골절에는 보통 개방 정복술 혹은 성형수술을 하지 않는데요. 코와 안면중앙부 성장 장애 부작용을 유발할 수 있기 때문에 개방 정복술을 하지 않는 것입니다. 하지만 골절로 인해 코가 막혀 수면 무호흡, 만성 코막힘, 만성 난치성 부비동염이 발생했다면 개방 정복술을 고려해 볼 수도 있습니다.

결론적으로 소아의 코뼈 골절 치료와 평가는 성인과 매우 다릅니다. 소아는 상대적으로 철저한 신체 검진을 시행하기 어렵고, 향후 코와 안면 성장에 영향을 미칠 수 있어, 수술 치료를 진행하는 데 한계가 있기 때문입니

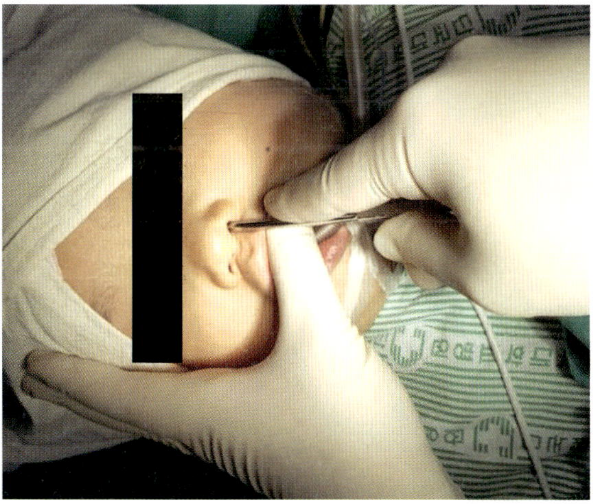

그림 3.2 폐쇄성 정복술(비개방 정복술)을 시행하는 모습

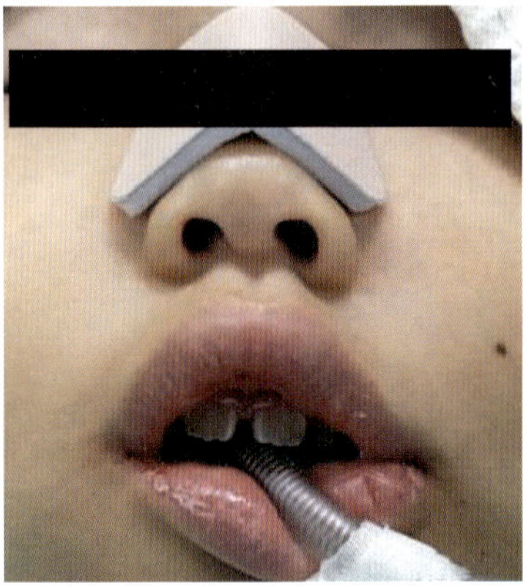

그림 3.3 외부 부목을 거치한 모습

다. 하지만 적절한 치료 시기를 놓쳐 코막힘을 내버려 둔다면 이는 소아의 안면 성장을 저해하고, 수면 장애를 동반할 수도 있습니다. 그렇기 때문에 전문의로부터 정확한 진단과 치료를 받는 것이 중요합니다.

우리 아이 코골이, 어떻게 치료해야 하나요?

인하대 김영효

"언제부터인지 아이가 아빠보다도 심하게 코를 골아요. 어떨 때는 '크~' 하고 숨을 멈췄다가 '푸우우~'하고 다시 내쉬는 걸 보면 걱정이 됩니다. 밤에 잠을 깊이 자지 못해서 그런지 낮에 산만하고 짜증도 잘 내고, 또래보다 키도 작은 것 같기도 합니다. 코감기도 다른 아이들보다 자주 걸리는 것 같고, 어렸을 때는 안 그랬는데 치아도 점점 부정교합이 되어 가는 것 같습니다. 어른들 말씀을 들어보니 '어렸을 때는 코를 골다가도 크면 낫는다'고 하시는데요. 우리 아이 과연 이대로 괜찮은 걸까요?"

우리 아이 왜 코를 고는 걸까요?

입을 크게 벌리고 목구멍을 들여다보면 양옆으로 볼록하게 보이는 부분을 '구개편도'라고 하고, 코에서 목구멍으로 넘어가는 부분의 편도를 '인두편도' 혹은 '아데노이드'라고 부르는데요(그림 4.1). 코골이는 '편도와 아데노이드'가 다른 아이들보다 크기 때문에 나타나는 증상입니다.

편도가 커지는 시기에 어린아이들은 대부분 어느 정도의 코골이를 경험하게 되는데요. 편도와 아데노이드의 특징이 3세에서 6세 사이에 가장 크게 발달했다가 8세 이후에는 점차 작아지는 성장 곡선을 그리기 때문입니다. 물론, 편도와 아데노이드가 커지더라도 기도(숨구멍)가 확보되어 숨을 쉴 수 있으면 심한 코골이는 하지 않습니다. 약한 정도의 코골이도 나이가

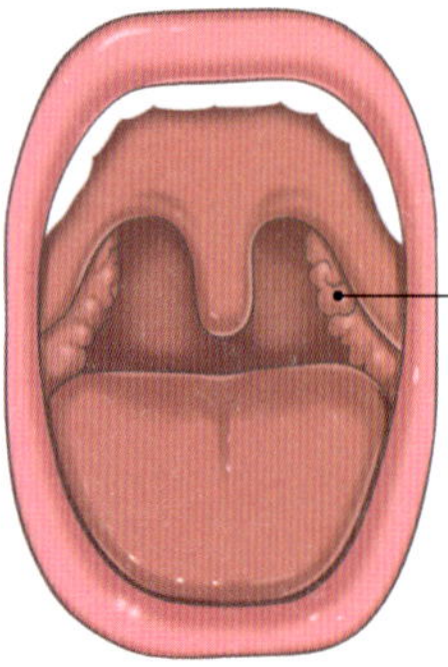

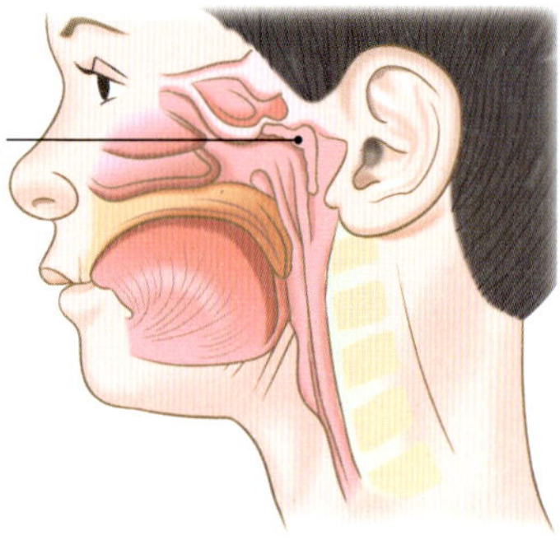

그림 4.1 (왼쪽) '편도' 혹은 '구개편도'. (오른쪽) '아데노이드' 혹은 '인두편도'

들고 편도가 작아지면서 사라지는 경우가 많습니다.

문제는 편도와 아데노이드가 숨을 쉬기 불편할 정도로 지나치게 커져 기도를 막을 경우인데요(그림 4.2). 이런 경우에는 코골이도 심해지고, 자다가 숨이 멈춰지는 '수면무호흡증후군'도 생기게 됩니다. 이럴 때는 아이 건강에 심각한 영향을 줄 수 있어, 반드시 치료가 필요합니다.

편도가 커지면, 어떤 안 좋은 영향(합병증)이 있나요?

편도와 아데노이드가 지나치게 커지면 코골이뿐만 아니라 '수면무호흡

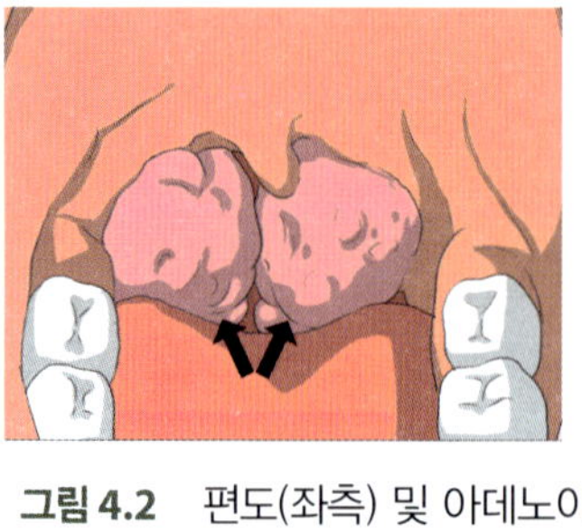
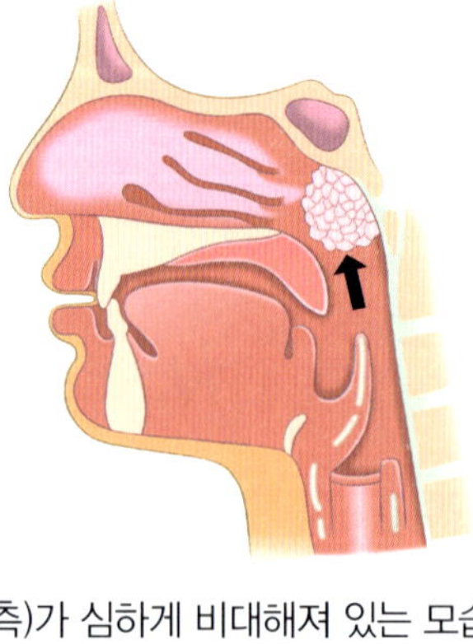

그림 4.2 편도(좌측) 및 아데노이드(우측)가 심하게 비대해져 있는 모습

증후군'이 생기게 되는데요. 특히 수면무호흡증후군은 아이의 건강에 아주 좋지 않은 영향을 끼치게 됩니다.

우선 무의식중에 숨을 쉬기 위해 아이가 약간 잠에서 깨는 각성 상태가 됩니다. 밤새 수십 번 이상 무호흡 증세를 반복하다 보면 숙면을 하지 못해 낮에 졸리게 됩니다. 아이들은 이 졸림을 해소하기 위해 다소 산만한 행동을 보이게 되는데요. 때로는 '주의력결핍과잉행동장애(ADHD)'처럼 보이기도 합니다. 또, 잠을 깊이 자야 활발히 분비되는 성장 호르몬이 감소한다는 것입니다. 그래서 편도 아데노이드가 큰 아이가 또래보다 발달이 늦고 키가 작은 경우가 종종 있습니다(그림 4.3).

이뿐만이 아닙니다. 아데노이드는 많은 세균이 자라는, 일종의 '세균 저장소(bacterial reservoir)' 역할을 합니다. 편도 아데노이드 비대가 있으면 코감기, 중이염, 축농증에 자주 걸리게 됩니다. 편도 아데노이드가 커서 코

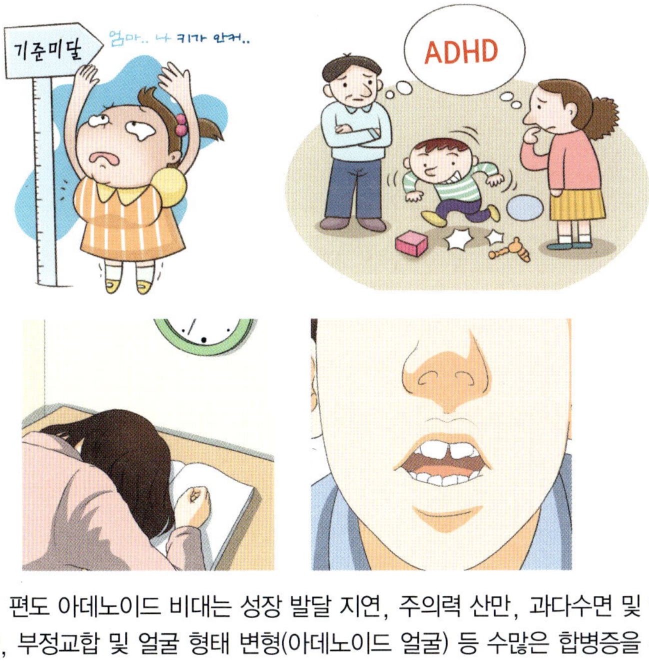

그림 4.3 편도 아데노이드 비대는 성장 발달 지연, 주의력 산만, 과다수면 및 학교생활 장애, 부정교합 및 얼굴 형태 변형(아데노이드 얼굴) 등 수많은 합병증을 유발합니다.

로 숨쉬기가 불편해 입으로 숨을 쉬다 보면 부정교합이 생기고, 얼굴이 조금 길어지는 '아데노이드형 얼굴'이 나타나기까지 합니다.

편도 수술, 반드시 필요한 건가요?

위에서 말한 각종 합병증을 치료하기 위해서는 편도 아데노이드를 떼어내는 수술이 필요합니다. 수면무호흡증후군, 산만한 행동, 성장 지연, 잦은 코감기 및 부정교합 등과 같은 수많은 합병증을 편도 아데노이드 수술 하나로 해결할 수 있기 때문입니다.

많은 분이 편도를 떼어내면 면역력이 나빠지지 않는지 궁금해하는데요. 편도가 세균과 맞서 싸우는 면역 기능을 수행하는 것은 맞습니다. 편도 조직은 코와 입을 통해 침입하는 세균 등의 물질로부터 우리 몸을 방어하는 일차적인 방어선 역할을 합니다. 하지만 우리 몸에는 편도 이외에도 면역 기능을 담당하는 수많은 기관들이 있어, 편도를 떼어낸다고 면역력이 약화되지는 않습니다. 이것은 이미 연구를 통해 잘 알려져 있는 사실이므로, 아이의 면역력이 저하될까 봐 크게 걱정하실 필요는 없습니다.

어린아이의 편도 수술, 위험하지는 않나요?

편도 수술을 하는 데 있어서 '몇 살 이상'이 되어야 한다는 명확한 기준 같은 것은 정해져 있지 않습니다. 전신마취를 안전하게 마칠 수 있을지 마취과 의사 선생님과 상의하여 결정하게 되는데요. 필자가 근무하는 병원에서는 몸무게가 15 kg 이상이면 별다른 문제 없이 수술을 진행할 수 있을 것으로 판단합니다.

전신마취를 해야 한다는 점 때문에 수술을 망설이시는 부모님들도 많은데요. 수술은 대개 한 시간 이내에 종료되는 비교적 간단한 수술입니다. 입을 벌려 입안에서 편도를 떼어내는 방식으로 수술이 진행되기 때문에 밖으로 남는 흉터도 없습니다. 물론 전 세계적으로 사례를 살펴보면 수술 중에 합병증을 보인 사례도 가끔 보고되기는 하지만, 이는 극히 드문 경우입니다. 대부분 수술 후 출혈만 조심하면 큰 문제 없이 회복됩니다.

수술 후, 무엇을 조심하여야 하나요?

입안에 편도가 있던 것을 떼어낸 후, 그 자리를 봉합하거나 하지는 않습니다. 편도를 떼어낸 자리에 서서히 새 살이 돋아나면서 회복되는 경과를 거치게 됩니다. 회복 경과는 대략 10일에서 14일 정도 걸립니다.

이 기간에 너무 뜨겁거나 자극적인 음식, 딱딱한 음식 등을 먹으면 상처 부위가 자극되어 출혈이 있을 수 있습니다. 따라서, 아이스크림과 같은 찬 음식이나 미음 같은 부드러운 음식을 먹는 것이 원만한 회복에 도움이 됩

식 이

수술 후 찬 미음이나 찬 죽은 수술 부위의 붓기와 통증, 출혈을 예방하므로 수술 후 2주일 정도까지는 부드러운 음식위주의 식이가 필요합니다.

- 수술 후 7일 정도까지는 병원에서 제공해 드린 찬 유동식이에 준하여 드시기 바랍니다.

병원에서 제공된 소아 찬 유동식 메뉴 〈인하대병원 영양팀 제공〉

아침식사	간식	점심식사	간식	저녁식사
•미음 •영양보충제 •식혜물 •요쿠르트 (플레인)	•아이스크림	•미음 •영양보충제 •계란찜 (계란, 물만) •푸딩	•찬우유	•미음 •영양보충제 •두유

*미음 : 잣, 깨, 쌀, 조, 단호박을 이용한 곡물 미음으로 제공
*요쿠르트, 푸딩 : 내용물(알맹이) 없는 제품

- 수술 후 1주일 이후, 2주일 정도까지는 죽, 국물, 스프, 부드러운 반찬(예 : 연두부) 등 부드러운 음식으로 드시기 바랍니다.
- 탄산음료나 색깔이 붉은 음료는 피하도록 합니다.
- 찬 우유나 아이스크림은 수술 부위 통증, 출혈을 예방하므로 많이 드실수록 좋습니다.
- 수술 부위 통증으로 음식 섭취량이 적어지므로 탈수 예방을 위해 충분한 수분섭취를 합니다.
- 빨대는 수술 부위를 건드리거나 입안의 압력을 높여 출혈을 일으킬 수 있으므로 사용을 금합니다.

편도선 수술 후 식단

*모든 음식은 차갑고 부드럽게

날짜 (수술 후)	아침	점심	저녁
7 일째	흰죽 쇠고기미역국 국물 흰우유	단호박죽 무된장국 계란찜 요플레	연두부죽 동치미국 순두부
8 일째	달걀죽 감자맑은국 흰우유	현미죽 아욱국 요플레	쇠고기애호박죽 다시마국 계란찜
9 일째	흰죽 버섯맑은죽 흰우유	전복죽 계란국 사과푸딩	현미죽 모시조개맑은국 고구마매쉬
10 일째	새우살야채죽 동치미국 흰우유	해물죽 유부맑은국 엔요	옥수수죽 배추국 감자매쉬
11 일째	카스텔라 흰우유	흰죽 쇠고기무국 요플레	연두부죽 무채다시마국 순두부
12 일째	흰죽 시금치된장국 감자조림 흰우유	쇠고기아욱죽 쇠고기볶음 계란말이 동치미국	두부야채죽 감자맑은죽 미트볼조림 계란찜
13 일째	달걀죽 감자맑은국 흰우유	흰죽 장조림 콩나물국 단호박매쉬 엔요	옥수수죽 배추국 두부구이 백나박김치
14 일째	새우살야채죽 동치미국 장조림 흰우유	해물죽 유부맑은국 고구마매쉬 백나박김치	해물죽 유부맑은국 오진어무조림 엔요

그림 4.4 수술 후 환자들에게 권유하는 식단표

니다.

하지만 아이에게 2주 동안 아이스크림과 미음만 먹이는 것은 너무 가혹한 일이 될 겁니다. 그래서 필자는 본원 영양팀과 함께 수술 후 두 주 동안 아이에게 줄 수 있는 음식을 선별해 식단표로 만들었습니다(그림 4.4). 수술 후 무엇을 먹여야 할까 고민하시는 부모님들께 참고가 되었으면 합니다.

여기서 잠깐! 수술 후 아이에게 주지 않는 것이 좋은 음식이 또 있는데요.

딸기 맛이나 초콜릿 맛 우유나 주스 등은 가급적 피하셔야 합니다. 수술 후 아이들이 음식을 먹다가 토하는 경우가 간혹 있는데요. 이때 빨간색이나 초콜릿 색깔의 음식을 토하면 이것이 음식물인지, 혈액인지 확인하기 어려울 수 있기 때문입니다.

수술 후 이런 증상들, 괜찮은 걸까요?

수술을 받고 난 이후 시작된 통증은 2~3일 정도 지날 때까지 호전되다가, 3~5일째 다시 조금 아파졌다가, 이후 좋아지는 경향을 보입니다. 따라서 그때쯤 통증이 조금 더 심해지는 것은 정상적인 경과라고 할 수 있습니다. 일주일에서 열흘 정도 지나면 대부분 전혀 통증이 없을 만큼 호전됩니다.

때로는 목 수술을 했는데 귀가 아프다고 하는 아이들도 있습니다. 이것은 우리 몸의 해부학적인 구조 때문인데요. 목의 통증 신경과 귀의 통증 신경이 합쳐져 뇌로 들어가면서 목이 아픈데 귀가 아픈 것처럼 느껴지는 '연관통' 현상이 나타나는 것입니다. 따라서 편도 부위의 상처가 나으면 귀의 통증도 저절로 좋아집니다.

아주 가끔 수술 후 맛이 변했다고 말씀하시는 분들도 계십니다. 이 증세 역시 편도 부근에 맛을 느끼는 신경이 지나가기 때문입니다. 수술 중의 수술 기구에서 발생하는 열 등으로 인해, 맛을 느끼는 신경이 가볍게 영향을 받는 사례가 가끔 발생합니다. 이 경우 신경이 손상된 것은 아니므로 대부분 시간이 지나면 저절로 좋아집니다.

편도 수술을 했는데, 아이 입안에서 피가 나왔어요!

아마 가장 많이 걱정하시는 부분이 아닐까 싶습니다. 같은 의사가 같은 방법으로 수술을 집도하고, 부모님이 아무리 수술 후 관리를 조심하셔도, 확률적으로 수술 후 출혈을 일으키는 아이들이 간혹 있습니다.

이때는 얼음물로 입안을 헹구면 혈관이 수축하면서 출혈이 다소 줄거나 멈출 수도 있습니다. 하지만 피가 입안에서 나온 것인지, 편도 부위에서 나온 것인지, 얼마나 심한 상황인지 알 수 없으므로 빨리 병원으로 오는 것이 최고의 방법입니다.

종합하면, 수술은 안전하면서도 효과적으로 편도 아데노이드 비대증으로 인한 아이의 코골이, 수면무호흡증후군, 그리고 그에 따른 합병증을 해결할 수 있습니다. 따라서 앞서 말씀드린 합병증 중에 한두 가지 정도 해당하는 아이라면, 혼자 고민하지 마시고 반드시 이비인후과 전문의를 찾아 수술에 대해 상담받을 것을 권해드립니다.

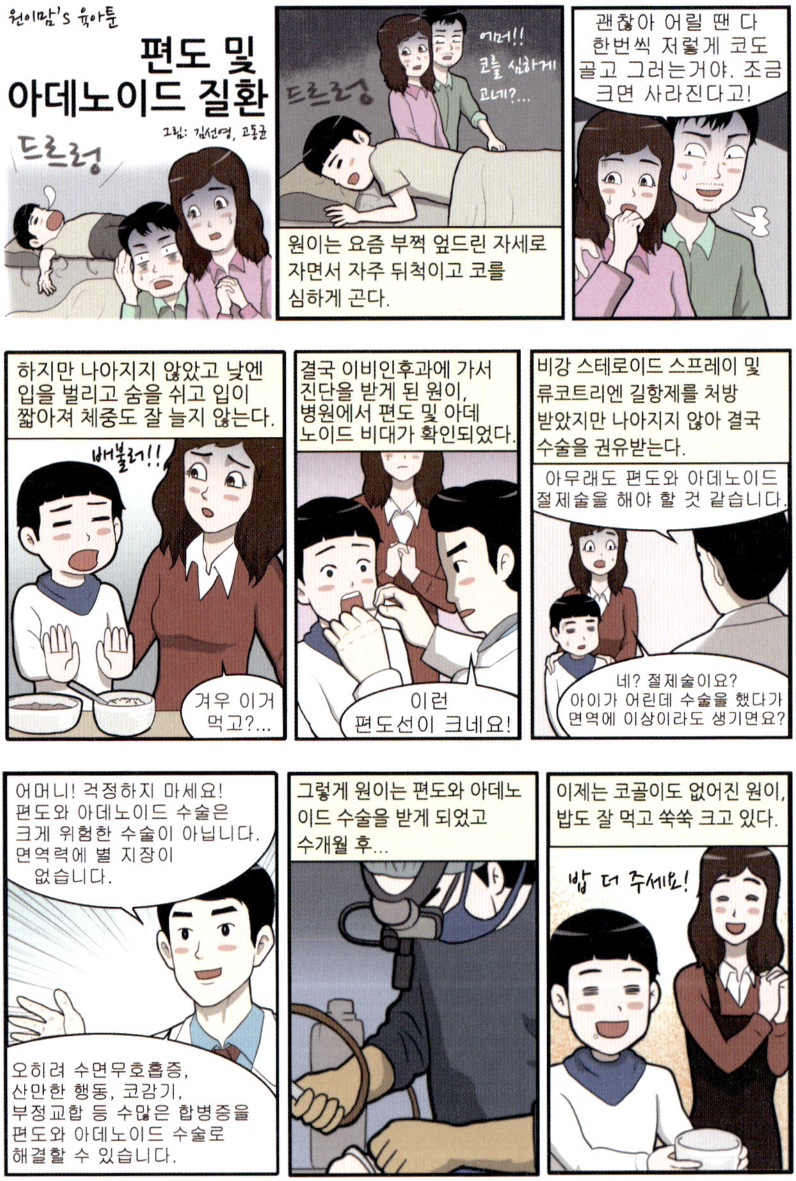

원이맘's 육아툰
편도 및 아데노이드 질환
그림: 김선영, 고동균
드르렁
드르렁
어머!! 코를 심하게 고네?...
원이는 요즘 부쩍 엎드린 자세로 자면서 자주 뒤척이고 코를 심하게 곤다.
괜찮아 어릴 땐 다 한번씩 저렇게 코도 골고 그러는거야. 조금 크면 사라진다고!
하지만 나아지지 않았고 낮엔 입을 벌리고 숨을 쉬고 입이 짧아져 체중도 잘 늘지 않는다.
배불러!!
겨우 이거 먹고?...
결국 이비인후과에 가서 진단을 받게 된 원이, 병원에서 편도 및 아데노이드 비대가 확인되었다.
이런 편도선이 크네요!
비강 스테로이드 스프레이 및 류코트리엔 길항제를 처방 받았지만 나아지지 않아 결국 수술을 권유받는다.
아무래도 편도와 아데노이드 절제술을 해야 할 것 같습니다.
네? 절제술이요? 아이가 어린데 수술을 했다가 면역에 이상이라도 생기면요?
어머니! 걱정하지 마세요! 편도와 아데노이드 수술은 크게 위험한 수술이 아닙니다. 면역력에 별 지장이 없습니다.
오히려 수면무호흡증, 산만한 행동, 코감기, 부정교합 등 수많은 합병증을 편도와 아데노이드 수술로 해결할 수 있습니다.
그렇게 원이는 편도와 아데노이드 수술을 받게 되었고 수개월 후...
이제는 코골이도 없어진 원이, 밥도 잘 먹고 쑥쑥 크고 있다.
밥 더 주세요!

코가 막히고 콧물이 나와요

서울대 김동영

아이를 키우는 부모님이라면 누구나 아이의 콧물과 코막힘 때문에 고민해보셨을 텐데요. 치료해도 그때뿐이고, 얼마 지나지 않아 다시 콧물 코막힘으로 힘들어하는 우리 아이. 어떻게 하면 좋을까요?

콧물의 종류와 원인

콧물은 증상에 따라서 수양성, 점액성, 농성, 혈성 등으로 나누어 볼 수 있습니다.

수양성 콧물은 맑은 물 같은 증상으로 알레르기/비알레르기 비염, 초기 감기 등에서 흔히 발생합니다. 소아의 경우 울 때 눈물이 눈물관을 통해 코 내부로 흘러 콧물처럼 보일 수도 있습니다. 끈적끈적한 점액성 콧물이나 누런 농성 콧물은 흔히 혼합된 경우가 많은데요. 가장 흔한 원인으로 축농증(부비동염)을 의심할 수 있습니다. 특히 소아에서 농성 콧물이 한쪽에서만 나오거나 콧속에서 악취가 날 때는 콧속에 이물질이 들어 있는지 의심해야 합니다. 드물지만 소아에게 피가 섞인 누런 콧물이 한쪽에서만 나온다면 콧속 종양도 의심해 볼 수 있습니다. 그러나 정해진 공식처럼 콧물의 양상만으로 정확한 진단을 내릴 수 없습니다. 그렇기 때문에 소아에서 콧물이 지속해서 관찰된다면 적절한 검진을 받아 보는 것이 중요합니다.

흔히 소아에서 관찰되는 콧물이 비염에 의한 것인지 단순한 감기에 의한 것인지 궁금해하는 부모님들이 많습니다. 비염은 비강에 생긴 염증을 뜻하며, 알레르기와 비알레르기 비염으로 나뉘고, 비알레르기 비염은 감염, 약물, 호르몬 등 다양한 원인이 작용합니다. 반면 감기는 바이러스 혹은 세균이 원인으로 근육통, 발열, 인후통 등의 전신적인 증상을 동반하며, 비강에도 염증이 생기면서 콧물, 재채기, 기침 등 국소적인 증상으로 나타납니다. 이는 부모님들이 우려하는 만성 비염, 특히 알레르기 비염과는 다른 종류의 염증이라고 생각하면 됩니다.

만약 아이가 머리를 다친 후 한쪽 코에서만 맑은 콧물을 지속해서 흘린다면 뇌척수액이 코로 새는 것을 의심해 봐야 합니다. 뇌척수액은 뇌를 감싸며 순환하는 액체인데, 비강과 닿아 있는 머리뼈가 손상되면 콧물 형태의 뇌척수액이 비강 내로 흘러나올 수 있습니다. 또는 뇌종양이나 뇌수종 등으로 인한 압력으로 뇌척수액이 코안으로 유출될 수도 있습니다. 뇌척수액 콧물은 머리 내 압력이 올라가는 경우 뚜렷해지기 때문에, 만성 비염이 없던 아이가 한쪽 코에서만 맑은 콧물을 지속적으로 흘리거나, 기침, 재채기, 고개를 숙이는 행동 등을 할 때 맑은 콧물이 심해진다면 뇌척수액의 비강 내 유출 여부를 검사해 볼 필요가 있습니다.

비강 자체가 원인이 되는 코막힘의 종류와 증세

소아가 코막힘을 호소하는 경우 크게 코 자체에서 발생하는 원인과 외부에서 발생하는 원인으로 나누어 생각해 볼 수 있는데요. 코 자체에 원인이 있는 경우는 비염, 비중격 만곡증, 축농증(부비동염), 아데노이드 비대증, 후비공 폐쇄 등이 있습니다.

코점막이 부어올라 숨 쉬는 공간이 좁아지게 만드는 비염은 가장 흔한 코막힘의 원인 중 하나입니다(그림 5.1). 비염은 알레르기 검사로 알레르기성인지 비(非)알레르기성인지 진단할 수 있는데요. 비알레르기 비염보

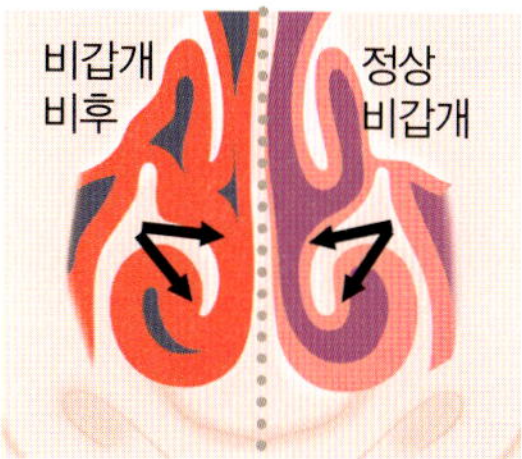

그림 5.1 정상 비갑개와 비후된 비갑개

다 알레르기 비염이 코막힘 증세를 더 많이 호소하는 편입니다. 아이가 맑은 콧물과, 심한 재채기, 코막힘, 가려움을 호소하고, 아토피나 천식 등 다른 알레르기 질환을 동반하는 경우도 많습니다. 이때에는 특징적으로 양쪽 비갑개(콧살)가 번갈아 가면서 부어올라 양쪽 코가 번갈아 가면서 막히게 되는데요. 이 경우 알레르기 비염 약물치료를 진행하며, 약물치료에도 호전되지 않으면 콧살을 줄이는 수술을 고려할 수도 있습니다.

콧구멍을 양쪽으로 나누는 비중격이 한쪽으로 휘어진 비중격 만곡증도 만성 코막힘의 원인이 되는데요. 비중격 만곡증은 외부 충격으로 비중격이 휘게 된 경우가 가장 흔하며, 한쪽 비강에 물혹 혹은 종양이 발생해 비중격이 휘거나, 선천적으로 얼굴 양쪽의 성장 속도가 미세하게 달라서 발생하기도 합니다(그림 5.2). 비중격 만곡증은 생각보다 흔한 증세인데요. 완전히 똑바른 경우보다 오히려 휜 경우가 더 많으며, 10명 중 7명은 비중

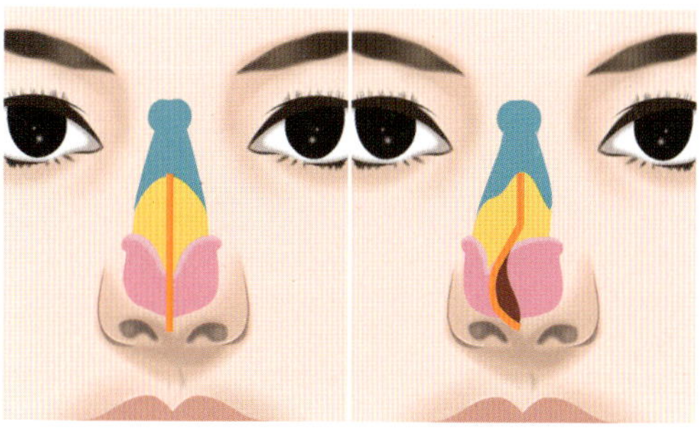

그림 5.2 정상 비중격(좌)과 만곡된 비중격(우)

격이 휘어진 것으로 알려져 있습니다. 따라서 비중격이 휘어 있다고 모두 교정해야 하는 것은 아니며, 비중격 만곡증으로 지속적인 코막힘 증상이 있을 때 교정 수술이 필요합니다. 소아에서 비중격 만곡증에 대한 수술은 코 골격구조의 성장이 완성되는 만15세 이후가 적당한 시기입니다.

흔히 축농증이라 부르는 부비동염 역시 코막힘을 유발하는 대표적인 질환 중 하나인데요. 병을 앓은 기간에 따라 급성과 만성 부비동염으로 나뉩니다. 최근 한 달 이내에 발열, 몸살 같은 전신 증상과 함께 누런 콧물, 코막힘, 두통, 얼굴의 통증 등의 증상이 나타나면 급성 부비동염을 의심할 수 있습니다(그림 5.3). 비강 내시경 검사와 엑스레이 촬영으로 진단할 수 있으며, 보통 7~10일간의 약물치료로 호전될 수 있습니다.

반면, 3개월 이상 누런 콧물을 흘리고, 또래 아이들보다 냄새를 못 맡거나 코안에서 악취가 나며, 지속적인 코막힘을 호소하면 만성 부비동염을 의심해 볼 수 있습니다. 이 경우 보다 오랜 기간 약물치료와 지속적인 세척으로 증상 호전을 도모할 수 있는데요. 약물치료에도 좋아지지 않거나 물혹을 동반하는 경우에는 수술이 필요할 수도 있습니다.

과거에는 안면 성장에 영향을 줄 수 있다는 우려 때문에 소아의 부비동염 수술을 제한하는 의견이 많았으나, 최근 부비동 내시경 수술이 소아 안면 성장에 영향을 주지 않는다는 연구가 보고되면서, 약물치료에 실패하는 경우 보다 적극적으로 수술을 시행하고 있습니다.

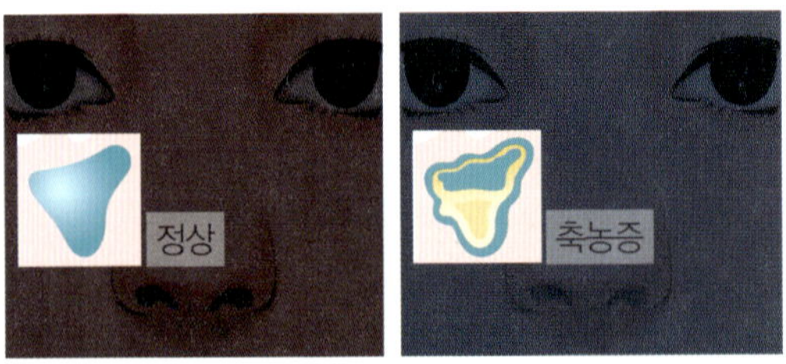

그림 5.3 정상 부비동(좌)과 축농증에서 농이 고여 있는 부비동(우)

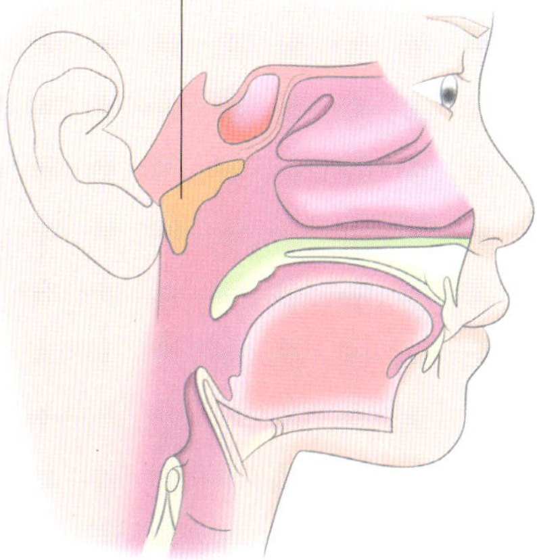

그림 5.4 코 뒤쪽에 있는 아데노이드(코편도)

그 밖의 원인으로는 아데노이드 비대증, 후비공 폐쇄 등이 있습니다.

아데노이드는 흔히 코편도 또는 인두편도라고 알려져 있는데요. 아데노이드가 커져 코 뒤쪽 구멍을 막아 심한 코막힘과 코골이가 발생할 수 있습니다(그림 5.4). 이 경우 수술을 하게 되는데, 보통 편도선과 함께 절제하는 편도-아데노이드 절제술을 시행합니다. 아데노이드 비대증은 흔히 5세 전후 소아에서 가장 흔한 코막힘의 원인으로, 수술을 통해 코막힘뿐만 아니라 코골이까지 완전히 개선할 수 있습니다.

후비공은 코의 뒤쪽 구멍을 말하는데, 드물지만 이 부위에 선천적인 폐쇄가 발생할 수 있습니다. 보통 한쪽 후비공만 막힌 경우에는 아기가 잘 지내다가 몇 년 뒤 폐쇄가 발견되는 경우가 많기 때문에 수술을 서두를 필요는 없습니다. 그러나 양측 폐쇄가 있다면 태어난 직후부터 호흡곤란이 나타나고 우유를 잘 못 빨기 때문에 즉각적인 수술이 필요합니다.

외부 원인에 의한 코막힘

가끔 소아는 콩, 동전, 전지 등 이물질을 코안에 넣고 병원에 오는 경우가 있습니다. 섣불리 빼내려 하다 더 깊숙하게 들어가는 경우가 많고, 이물질이 목 뒤로 넘어가서 기도로 들어가면 위험한 상황에 직면할 수 있으므로 특히 주의해야 합니다. 시간이 지나면서 이물질에 의해 감염이 발생할 수도 있는데요. 특히 흔히 수은 전지라 불리는 단추형 전지가 코에 들어간 경우는 지체하지 말고 빨리 병원에 데려가야 합니다. 빨리 빼내지 않으면 전지에서 흘러나온 중금속에 코의 점막이 녹아 심한 코의 변형을 초래할 수 있습니다.

외상에 의해 코뼈가 다치거나 기형으로 인해 코막힘이 발생할 수도 있습니다. 코뼈 골절 후 시간이 지체되면 그 상태로 뼈가 굳어 코 모양의 변형을 초래할 수 있으므로, 골절에 대한 교정이 필요한지 빨리 검사를 받는 것이 좋습니다. 코의 성장이 완전치 않은 소아에서 비강구조 기형에 의한 코막힘이 발생하면 수술 범위가 제한적일 수 있습니다. 이러한 경우에는 아이가 좀 더 자라고 난 뒤 추가적인 수술을 진행하기도 합니다.

조기 발견과 치료가 중요한 소아 코막힘

어린아이에게 코막힘 증세가 있으면 입으로 숨을 쉬게 되고, 이로 인해 호흡기 감염에 노출될 가능성이 커집니다. 한참 얼굴 뼈가 성장하는 시기에 오랫동안 입으로 숨 쉬게 되면 안면 성장에 장애가 발생해 얼굴 모양이 바뀔 수 있으며, 치아의 부정교합도 발생할 수 있습니다. 이뿐만이 아닙니다. 수면 중 아이의 코가 막히면 코골이와 수면 무호흡증을 초래하고, 수면의 질이 떨어지면서 성장 장애, 집중력 장애를 초래하게 됩니다.

따라서 아이의 코막힘에 대한 부모의 세심한 관찰과 적절한 치료가 무엇보다 중요합니다. 콧물과 코막힘은 소아에서 가장 흔히 나타나는 증상 중 하나입니다. 따라서 단순 감기에 의한 것인지, 아니면 다른 비강 내 질환에 의한 것인지를 구별하는 것이 중요합니다.

소아는 성인과 달리 증상에 대한 표현이 명확하지 않고, 치료에 대한 협조가 잘 안 되기 때문에 무엇보다 부모님의 세밀한 관심이 필요합니다. 특히 코 질환은 그 공간이 협소하고 눈에 쉽게 띄지 않는 경우가 많아서 오랜 기간 방치되기 쉽습니다. 그럴 경우 만성화되어 일반적인 약물치료에 잘 듣지 않게 되고, 코 주변에 있는 눈이나 뇌까지 감염이 퍼질 수 있어 각별한 주의가 필요합니다. 그렇기 때문에 아이의 증상이 일반적인 감기 증상과 다르고 1주일 이상 지속한다면 이비인후과를 방문하여 적절한 검사 및 치료를 받는 것이 좋습니다.

비염은 무엇인가요?

건양대 김종엽

아이의 멈추지 않는 콧물, 재채기에 코막힘까지, 지켜보는 부모 마음은 안타깝기만 합니다. 바로 비염때문인데요. 일반적으로 비염이라고 하면, 대개는 알레르기 비염을 뜻하는 경우가 많습니다. 그만큼 많은 환자가 알레르기 비염으로 고생한다는 이야기겠죠. 지금부터 통상적으로 비염이라 일컬어지는 알레르기 비염에 대해 알아보겠습니다.

알레르기와 비염?

알레르기 비염을 이해하려면 먼저 알레르기에 대해 알아야 합니다.

일반적으로 외부에서 들어오는 유해 물질을 막아내기 위한 반응을 면역이라고 하는데요. 이 면역 반응이 작동하기 위해 가장 중요한 요소가 항체입니다. 면역세포에서 만들어지는 항체는 외부에서 들어오는 여러 물질(항원) 중 해로운 것만 골라내 공격하는 파수꾼 역할을 합니다.

그런데 우리 몸에 해롭지 않은 항원에 대해서도 무분별하게 항체가 생산될 때가 있는데요. 그럴 때 우리 몸이 일으키는 반응이 알레르기입니다. 즉 알레르기 반응이 우리 코에서 나타났을 때 이를 알레르기 비염이라고 하는 것입니다. 재채기와 맑은 콧물, 코막힘이 알레르기 비염의 대표 증상입니다.

알레르기 비염은 완치할 수 있을까요?

안타깝게도 알레르기 환자를 100% 완치시킬 방법은 전세계적으로 아직 없습니다. 투약 치료 효과가 점점 더 좋아지고, 새로운 수술법이 계속 발표되지만 말이죠. 이는 한의학이나 대체의학에서도 마찬가지입니다. 알레르기를 완치시켜준다고 광고하는 클리닉도 있지만, 모든 알레르기 환자에게 100% 적용되는 완치법은 아직 없습니다.

그렇다고 완치할 수 없다는 이야기는 아닙니다. 통계 자료에 따르면, 알레르기 비염 환자 중 20%는 치료 여부와 상관없이 비염이 저절로 사라진다고 합니다. 또, 비염 완치 환자 중 상당수는 환경이 바뀌는 시점을 기준으로 증상이 개선되었다고 합니다.

그렇습니다. 알레르기 비염과 환경은 떼려야 뗄 수 없는 사이입니다. 환경 속에 존재하는 알레르기를 유발하는 항원이 비염의 범인이기 때문입니다. 그렇다고 모든 알레르기 환자가 환경을 바꾼다고 비염이 좋아지는 것도 아닙니다.

지피지기면 백전백승

알레르기 비염에 있어 지피지기하는 방법은 아이의 알레르기 항원을 정확히 찾는 겁니다. 사람에 따라 알레르기 반응을 보이는 항원이 워낙 다양하기 때문입니다.

가장 좋은 방법은 아이가 어떤 환경에 처했을 때 알레르기 증상이 나타나는지 유심히 관찰해 기록하는 것입니다. 알레르기 증상이 심한 날과 그날 먹은 음식, 그날 다녀온 곳, 그 외 특이할 점 등을 꼼꼼하게 기록해야 합니다. 사실 이 방법이 어떤 검사보다도 정확합니다.

그런데 문제는 알레르기 항원이 하나가 아니고 여러 개인 경우, 어떤 항원이 알레르기를 유발하는지 판단하기까지 시간이 오래 걸립니다. 그래서 병원에서 흔히 이용하는 두 가지 검사에 대해 알아보겠습니다.

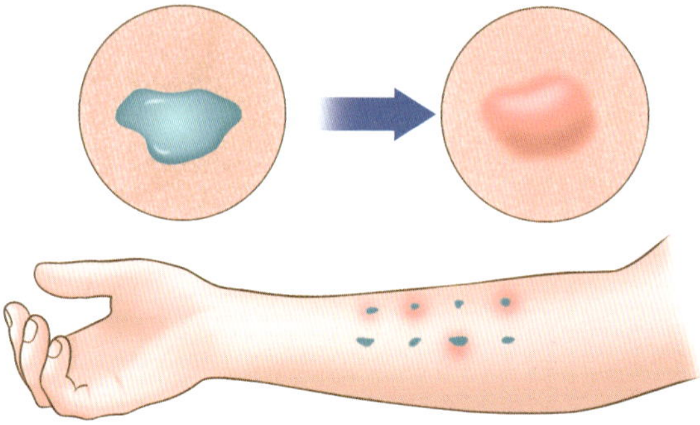

그림 6.1 피부 단자검사

피부 단자검사(skin prick test)와 알레르기 항체검사

피부 단자검사는 짧고 가는 침을 통해 알레르기로 의심되는 항원을 피부에 주입해서, 두드러기가 나타나는지 확인하는 검사입니다(그림 6.1). 이 검사의 장점은 결과의 특이성이 매우 뛰어나며 바로 확인할 수 있다는 겁니다. 그런데 알레르기약을 복용하고 있을 때는 검사를 진행할 수 없다는 문제점이 있습니다. 약을 복용한 상태에는 항원을 주입해도 몸이 알레르기 반응을 보이지 않기 때문입니다. 또, 알레르기 과민반응에 따른 부작용이 일어날 수 있다는 점도 이 검사의 단점입니다.

알레르기 항체검사는 마스트(MAST) 검사라고 불리거나, 알레르기 피검사라고도 불립니다. 이 검사는 항원을 체내에 주입하지 않고, 피를 뽑아 그 피에 항원을 주입해서 혈액 속에 알레르기 특이항체가 있는지 확인합니다. 검사의 민감도가 피부단자검사에 비해 많이 떨어지며, 결과를 확인하기까지 일주일 정도 시간이 걸린다는 것도 단점입니다.

비염 치료에 대해 알아봅니다

알레르기 치료의 시작은 환경조절입니다. 알레르기를 유발하는 항원이 어떤 것인지부터 파악하고, 체질에 따라 환경을 바꿔주는 방법입니다. 비용만 비싸고, 효과는 확실치도 않은 여러 알레르기 요법보다 훨씬 경제적이면서 효과 또한 믿을만한 치료법입니다.

알레르기 항원을 회피하는 환경요법으로 효과를 보지 못했다면, 차선책으로 투약 치료를 고려해야 합니다. 먹는 비염약의 대표적인 성분은 항히스타민입니다. 알레르기 항원이 체내에 들어와서 항체와 만나면 알레르기 반응이 시작되는데요. 그 과정의 신호탄 역할을 하는 게 히스타민 성분입니다. 면역세포가 히스타민을 분비하면 재채기도 나오고, 콧물도 흐르고 코도 막히게 됩니다. 항히스타민제는 바로 이런 히스타민의 작용을 막는 역할을 합니다. 즉, 알레르기를 완치하는 약은 아니며, 알레르기 반응의 진행을 막아 증상을 조절하는 약입니다.

혹시 비염약이 아이에게 해롭지 않을까 고민하시는 분들도 있을 텐데요. 자신 있게 말씀드립니다. 항히스타민제는 비염 증상 치료를 위해 쓰인 지 수십 년이 지났으며, 검증이 충분히 끝난 안전한 약입니다. 비염약은 면역세포의 매개물질을 교란하는 역할만 하므로 항생제처럼 내성이 생기지도 않습니다. 항히스타민제 이외의 비염약들도 마찬가지입니다.

비염약을 먹으면 졸리면서 몸이 무거워지는 현상이 나타나기도 하는데요. 이런 증세를 피하고 싶다면 의사와 상의해서 졸리는 문제를 개선한 2세대 항히스타민제를 처방받을 수도 있습니다.

최고의 비염약은 뿌리는 비염 스프레이입니다

먹는 약과 함께 뿌리는 약도 사용되는데요. 증상이 연중 지속하거나 코 막힘이 심한 비염에는 먹는 약보다 효과가 좋고, 아이에게도 안전한 약으로 인정받고 있습니다. 그런데 우리나라에서는 유독 자리매김을 하지 못하고 있는데요. 한두 시간 후면 효과가 나타나는 먹는 약에 비해, 뿌리는 약은 짧게는 삼 일, 길게는 일주일 이상 계속 뿌려야 효과가 나타나기 때문입니다.

뿌리는 비염약의 주성분이 스테로이드라는 점도 사용을 꺼리는 이유인데요. 스테로이드는 장기간 사용하면 심혈관 계통에 무리를 주고, 호르몬 분비 시스템을 교란해서 성장 장애를 일으키기도 하는 무서운 성분임은 틀림없습니다. 하지만, 이는 스테로이드를 알약으로 먹거나 주사로 맞았을 때에 국한된 이야기입니다. 비염 스프레이는 먹는 약보다도 장기 사용에 따른 위험이 훨씬 적고, 졸리는 부작용도 전혀 없으며, 코막힘에 효과가 무척 좋은 약입니다.

비염 완치 치료로 주목받는 '면역요법'이 있습니다

먹는 비염약과 뿌리는 비염약 모두 증상 조절을 위한 약이라는 한계점이 있습니다.

그래서 개발된 치료법이 면역요법입니다. 면역요법이란 알레르기 항원을 소량으로 시작해 차츰 늘려가면서 투여해서 환자의 면역시스템이 적응하게 하는 치료방법입니다. 초기에는 주사를 통해서만 이루어졌던 치료가 이제는 간단하게 먹는 약으로도 가능해졌습니다(그림 6.2).

일부 병원에서는 이를 '알레르기 완치법'이라며 알레르기 비염을 가진

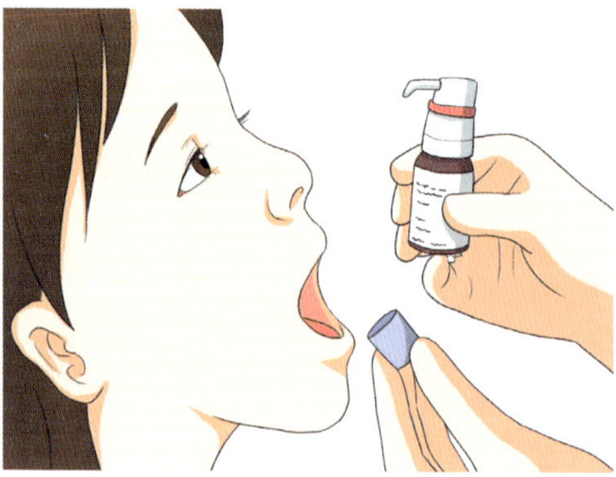

그림 6.2 설하면역치료

아이들에게 무분별하게 권유하기도 하는데요. 그러나 면역요법도 모든 알레르기 환자에게 적용되는 만병통치약은 아닙니다. 그래서 우리 아이가 면역요법으로 효과를 볼 수 있는 경우인지 아닌지를 정확히 아는 게 중요합니다.

다음은 면역요법을 시작하기 전에 꼭 기억해야 할 사항들인데요.

첫째, 면역요법으로 효과를 기대할 수 있는 환자는 알레르기 항원이 명확히 확인된 경우에 국한됩니다. 알레르기 항원이 무엇인지 정확히 판단이 서지 않는다면, 시작조차 할 수 없습니다. 둘째, 면역요법이 가능한 알레르기 항원은 나무, 풀, 잡초 등의 꽃가루나 집먼지진드기, 고양이와 개의 비듬과 털, 일부 곰팡이(Alternaria와 Cladosporium)일 때입니다. 효과 검증이 끝난 면역요법용 정제 항원이 아직 이 정도밖에 준비되지 않은 까닭입니다. 셋째, 3년 가까이 지속적인 치료를 받아야 합니다. 면역요법은 1년 넘게 치료를 받아야 효과를 볼 수 있으며, 3년 이상 치료를 지속해야 재발하지 않는다고 합니다.

그래서 알레르기학회에서도 비염약이나 비염 스프레이에 효과가 없거나, 약에 따른 부작용이 심한 환자에게만 면역요법을 권하고 있습니다.

비염 치료, 정리하면 이렇습니다

알레르기 비염이 심해도, 증상이 드물게 나타난다면 항히스타민제가 정답입니다. 만일 일상적으로 비염 증상을 달고 산다면, 비염스프레이를 처방받아 꾸준히 뿌리는 것이 좋습니다. 효과가 느려서 그렇지, 가장 효과 좋은 알레르기 비염 치료제는 비염 스프레이입니다. 끝으로, 비염약이나 스프레이로도 개선되지 않는다면, 면역요법을 상담받길 권합니다. 면역요법용 정제 항원이 개발된 경우라면 효과를 충분히 인정받은 치료법입니다.

소아 부비동염(축농증)은 무엇인가요?

성균관대 김효열

우리가 흔히 축농증이라고 부르는 부비동염은 알레르기 비염과 함께 가장 흔한 코 질환 중 하나인데요. 하지만 소아 부비동염은 치료가 생각만큼 쉽지 않습니다. 그러다 보니 온갖 민간요법과 근거 없는 치료법이 난무하는 것도 현실입니다. 특히 만성 부비동염은 단기간 항생제 사용만으로는 치료되지 않아 지속적인 치료가 필요한 질병입니다. 그럼 지금부터 소아 부비동염의 진단 및 적절한 치료 방법에 대해 알아봅시다.

부비동염, 원인과 종류에 대해 알려주세요

부비동은 코 옆에 있는 주둥이가 좁은 단지 같은 구조물을 지칭하는데요. 코는 들숨 날숨이 지나가는 비강과 여러 개의 부비동이 달린 구조물이라고 생각하면 됩니다(그림 7.1). 이러한 부비동 입구는 지름 4~5 mm의 좁은 통로로 이루어져 있어, 약간의 구조적인 이상이나 비염, 감기 등으로도 점막이 부어오르면서 막힐 수 있습니다. 부비동 입구가 막히면 부비동 내 콧물이 정체되면서 세균이 증식하고 염증이 생기게 되고, 이러한 염증으로 인한 부종이 다시 통로를 막아 부비동염을 심하게 만들 수 있습니다. 부비동염 치료는 이러한 악순환의 고리를 끊어 점액이 잘 배출되게 만드는 것입니다.

부비동염은 기간에 따라 급성, 아급성, 만성 부비동염으로 나누는데요. 병을 앓은 기간이 1달 이내이면 급성 부비동염, 3달 이상이면 만성 부비동

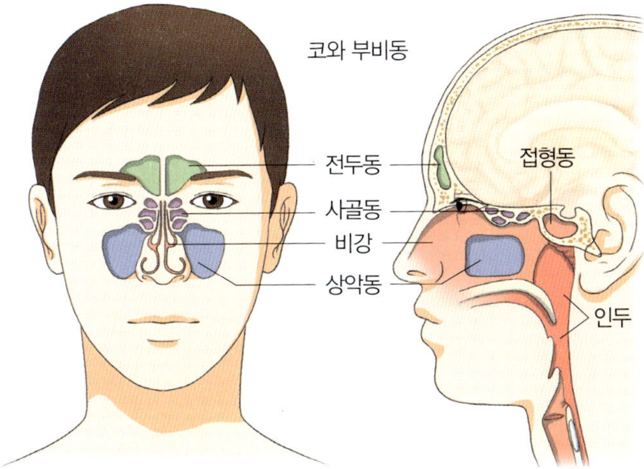

그림 7.1 코와 부비동의 해부학적 구조. 코의 기도(비강) 주위로 다양한 부비동이 있다. 부비동 입구는 비강으로 열려있으며, 부비동 내부에서 생성된 콧물은 비강으로 배출된다.

염으로 나누며, 그 사이를 아급성 부비동염이라고 부릅니다.

병의 원인 분석과 치료 방법도 기간에 따라 달라지는데요. 급성은 바이러스나 세균이 발병에 중요한 역할을 하므로 원인에 맞는 항생제 치료 등이 주가 됩니다. 반면 만성 부비동염은 환자 체질, 부비동이나 코 구조 이상 등 기존 질환이 원인으로 약물 또는 수술 치료가 주가 됩니다. 만성 부비동염을 앓는 동안에도 감기 등으로 급성 악화 증세가 생기면 항생제 치료 등을 병행하게 됩니다.

급성 부비동염 특징

급성 부비동염이 생기면 누런 콧물이 흘러내리면서 코가 막히고, 콧물이 목 뒤로 넘어가는 느낌, 두통, 얼굴 통증 등이 생기고 기침도 자주하게 됩니다. 전신 증상으로는 발열, 근육통, 권태감 등을 동반하며, 아이들은 자주 보채게 됩니다. 내시경 검사를 하면 코점막이 많이 부어 있고 누런 색

표 7.1 감기, 알레르기 비염, 축농증의 차이점

	감기	알레르기 비염	세균성 부비동염
기간	10일~2주 이내	계절성, 지속성	감기 5~7일 이후 악화되면 급성의심
특징적 증상	코막힘, 발열, 오한, 두통	재채기, 콧물, 코막힘,	누런코, 코막힘, 안면통, 발열
비강소견	다양함(창백하고 부은 코 ~ 화농성 콧물)	창백하고 부어있음, 맑은 콧물	물혹, 염증성 점막, 누런 코
치료	대증적 치료(해열제, 항히스타민, 점막수축제)	항히스타민, 비강 스테로이드	항생제, 식염수세척, 비강 스테로이드

이나 녹색의 찐득한 콧물이 차 있는 것을 볼 수 있습니다. 발생 부위에 따라 미간이나, 뺨, 이마 등에 통증이 있을 수 있으며, 아침에 심했다가 오후에 감소하는 특징을 가지고 있습니다.

감기와 알레르기 비염, 세균성 부비동염을 구분하는 방법에 대해 궁금해하시는 경우가 많습니다. 하지만 세 질환을 명확하게 분류하기는 쉽지 않은데요. 증상 지속 시간으로 어느 정도 구분은 가능합니다(표 7.1).

감기는 대부분 10~14일 이내에 호전되는 반면, 좋아지는 듯하다가 다시 나빠지거나 10일 이후에도 열과 콧물, 코막힘 같은 증세가 지속하면 세균성 부비동염을 의심할 수 있습니다. 환절기에 갑자기 콧물, 코막힘, 편도 주위 통증이 발생하면 감기라고 생각하기 쉽습니다만, 막상 병원에서 진료를 보면 의외로 알레르기 비염 환자로 진단되는 경우도 흔합니다.

급성 부비동염 치료는 어떻게 하나요?

급성 세균성 부비동염도 약물 치료 위주로 이루어집니다. 사용되는 약

제 종류는 감기와 비슷하지만, 누런 콧물이 나오면 항생제를 사용한다는 점이 다릅니다.

이때 몇 가지 주의하여야 할 점들이 있는데요. 항생제를 사용하기 시작했다면 중간에 중단하지 않고 충분한 기간 사용해야 합니다. 약물치료를 임의로 중단하면 감염이 완전히 치유되지 않고 다시 재발하거나, 내성균이 생겨 만성 부비동염으로 발전할 수 있기 때문입니다.

코에 뿌리는 스테로이드 스프레이나 식염수 세척도 효과적입니다. 이외에도 약국에서 의사의 처방 없이 구입할 수 있는 점막수축 스프레이가 있습니다. 이 스프레이는 말 그대로 코에 뿌리면 바로 코가 뻥 뚫리는 마법의 약입니다. 하지만 3~5일 이내로 단기간 사용해야지 장기간 사용하면 오히려 문제가 될 수 있으니 주의해야 합니다.

급성 부비동염은 대부분 경과가 심하지 않아 약물 치료로 호전되는 경우가 많으며, 만성 부비동염과 달리 대부분 수술도 필요하지 않습니다.

하지만 주위 기관인 눈이나 뇌로 염증이 전파될 경우에는 빠른 치료가 필요하며, 수술이 필요할 수도 있습니다. 예전에는 부비동염이 심한 아이 중 일부에서 갑자기 눈 주변이 빨갛게 부어오르고 아파하는 경우가 종종 있었습니다. 부비동에서 생긴 염증이 쉽게 눈으로 전파될 수 있기 때문인데요. 부비동염으로 인한 눈 주위 합병증 중 약 85% 정도가 소아에서 발생하는 것으로 알려져 있습니다. 합병증이 발생하면 눈 주위가 붓고, 아프다고 보채며, 심한 경우 시력을 잃는 경우도 있습니다. 증세가 의심되면 가능한 한 빨리 이비인후과로 내원해 초기에 치료해야 합니다.

만성 부비동염

만성 부비동염의 원인 역시 급성 부비동염처럼 코점막이 부어 부비동 입구가 막히면서 시작됩니다. 그로 인해 부비동 내에 쌓인 분비물에 세균이 자라면서 염증이 지속되는 것입니다. 급성 부비동염을 제대로 치료하

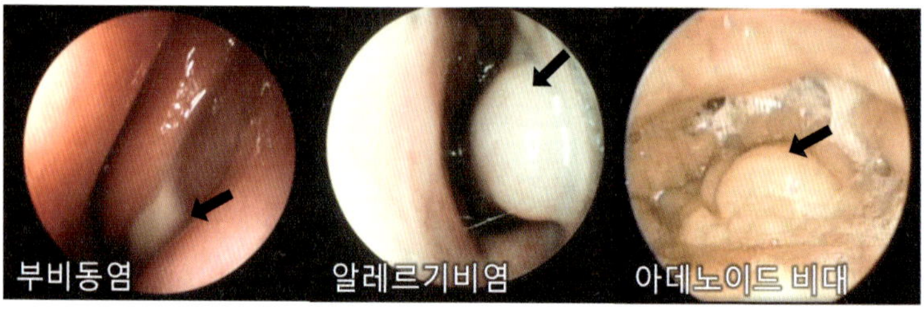

그림 7.2 부비동염, 알레르기비염, 아데노이드 비대를 내시경을 이용해 관찰한 모습.

지 않으면 만성 부비동염으로 악화하게 됩니다. 소아는 알레르기비염이나 아데노이드(코편도) 비대도 흔하게 나타나는데요. 성인보다 코의 공간이 좁아 부비동 입구가 쉽게 막혀 균의 저장소 역할을 하면서 만성 부비동염으로 발전하게 됩니다.

증상 역시 급성 부비동염과 비슷합니다만, 소아는 부비동염 증상에 대해 명확히 표현하지 못하고, 기침이나 코골이, 수면 시 캑캑거림 등 다른 증상을 호소하기도 합니다. 알레르기비염이나 아데노이드 비대 등 다른 질환을 동반하는 경우도 있어 이비인후과 의사에게 정확한 진단과 진료를 받는 것이 좋습니다(그림 7.2).

만성 부비동염은 치료가 어려운 질병 중 하나입니다. 세균, 부모의 흡연, 미세먼지, 새집증후군 같은 환경적인 요인과, 체질상의 특성과 알레르기에도 영향을 받기 때문입니다. 유치원이나 어린이 집처럼 공동생활을 시작하는 어린이는 1~2년 정도 코를 달고 사는 경우가 많은데요. 친구들을 통해 새로운 병원균과 접촉이 많아지는 것이 원인입니다.

이런 요인이 지속해서 코점막을 자극해 부비동염을 악화시키기 때문에 일시적인 항생제 사용이나 수술만으로 완벽하게 치료되지 않으며, 부비동 세척 등 환자와 부모의 지속적인 노력이 필요합니다.

만성 부비동염을 집에서 치료할 수는 없나요?

만성 부비동염의 치료는 단순히 항생제 치료만으로는 성공하기 힘듭니다. 생리식염수를 이용한 세척은 성인에서 자주 사용하는 치료법입니다. 하지만 최근 연구에 의하면, 환아에게 코 세척을 스스로 하도록 했을 때, 전체 환아의 70~80%가 스스로 할 수 있었으며, 치료 효과도 훨씬 뛰어났다고 합니다. 따라서 부모님들이 적절한 교육과 격려를 통해 유도한다면 소아에게 코 세척법은 효과가 뛰어난 치료법이 될 수 있습니다(그림 7.3).

단, 식염수 세척이 효과를 보려면 반드시 꾸준한 시행이 중요합니다. 따라서 아이가 세척에 두려움을 가지지 않게 하는 것이 중요합니다. 처음부터 잘 하려 하지 말고 먼저 세척에 익숙해지도록 한 다음 단계적으로 세척량을 늘려가는 것이 좋습니다. 세척 후에 바로 코를 풀면 귀로 물이 들어갈 가능성이 있으니 세척 후에 흐르는 세척액은 휴지 등을 이용해 닦아내는 것이 좋습니다.

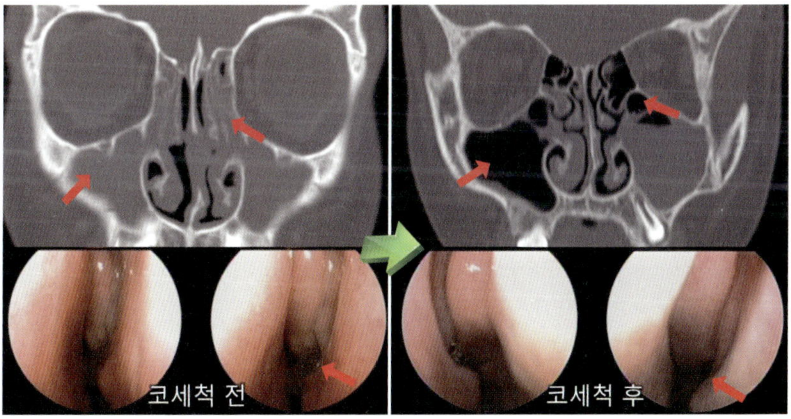

그림 7.3 심한 만성 부비동염 소아에서 2~3개월 코를 세척한 후의 변화. 위의 전산화단층촬영 사진에서도 코세척 후 양측 코에 가득 차 있는 콧물과 염증이 일부분을 제외하고 호전된 것을 알 수 있다.

항생제나 스테로이드가 들어간 스프레이, 사용해도 되나요?

소아 만성 부비동염에 항생제 사용 여부는 간단히 대답하기 어렵습니다. 만성 부비동염은 항생제 치료만으로는 완치되지 않기 때문입니다. 따라서 이비인후과 의사의 진료에 따라 적절한 치료방법을 상의하는 것이 좋습니다.

코에 뿌리는 알레르기 비염약에는 스테로이드가 들어 있어 많은 분이 사용을 꺼립니다. 하지만 코 스프레이에 사용되는 스테로이드는 인체 흡수 비율이 일반 스테로이드보다 훨씬 적고 용량 또한 매우 적어 부작용 위험이 거의 없습니다. 실제로 소아 만성 부비동염에 가장 많이 쓰이는 치료법이 코 세척과 스테로이드 코 스프레이입니다. 다만 의사가 권고한 하루 사용량은 지키도록 해야 합니다.

만성 부비동염의 수술 치료는 언제 필요한가요

소아 만성 부비동염 치료에 있어 가장 까다로운 부분은 수술이 필요한 증상과 시기를 판단하는 것입니다. 현재까지도 명확한 기준이 설정되어있지 않으며, 의사 선생님마다 의견 역시 분분한 상황입니다. 통상적 사례를 살펴보면 코 세척, 항생제, 코에 뿌리는 스테로이드 제제 등 다양한 내과적 치료를 병합해 3~6주 정도 치료해도 증상이 호전되지 않는다면 수술을 고려하게 됩니다.

일차적인 수술 치료는 아데노이드 절제술인데요. 하지만 환아의 증상과 컴퓨터전산화단층촬영(CT) 사진을 통해 아데노이드 절제술만으로 충분하지 않다고 판단이 되면, 추가적으로 부비동 내시경 수술을 고려해야 합니다. 이외에도 천식처럼 부비동염을 악화시키는 질병을 동반하거나, 나이가 많은 소아도 아데노이드 절제술만으로는 치료가 부족할 수 있는데요. 이럴 때는 부비동 내시경 수술을 함께 시행하기도 합니다. 부비동 내시경 수술은 막힌 부비동 입구를 열어 환기와 배액이 잘 되도록 하는 치료방법입니다.

소아의 부비동 내시경 수술은 성인보다 부비동 공간이 작아 까다롭지만, 최근에는 소아 수술에 적합한 작은 기구들이 많이 개발되었고, 수술 후 합병증 발생 가능성도 1% 미만이기 때문에 부비동 내시경 수술을 주저할 필요는 없습니다.

부비동염, 조기 진단과 치료가 중요합니다

부비동염은 누구나 쉽게 걸릴 수 있는 흔한 질환이며 의사 지시에 따라 치료하면 쉽게 완치될 수 있는 질환입니다. 따라서 콧물, 코막힘 등 코감기 증상이 있으면 병을 키우지 말고 가까운 이비인후과 병원을 찾아 꾸준히 치료받는 것이 중요합니다.

드물지만 급성 부비동염이 발생하면서 부비동과 맞닿은 눈과 뇌로 염증이 진행할 수 있습니다. 특히 소아는 뼈와 뼈 사이 경계 부위가 분리된 경우가 많아 합병증이 발생할 확률이 더 높습니다. 따라서 병원에 방문해 치료받는 것이 합병증을 예방하고 만성 부비동염을 예방할 수 있습니다.

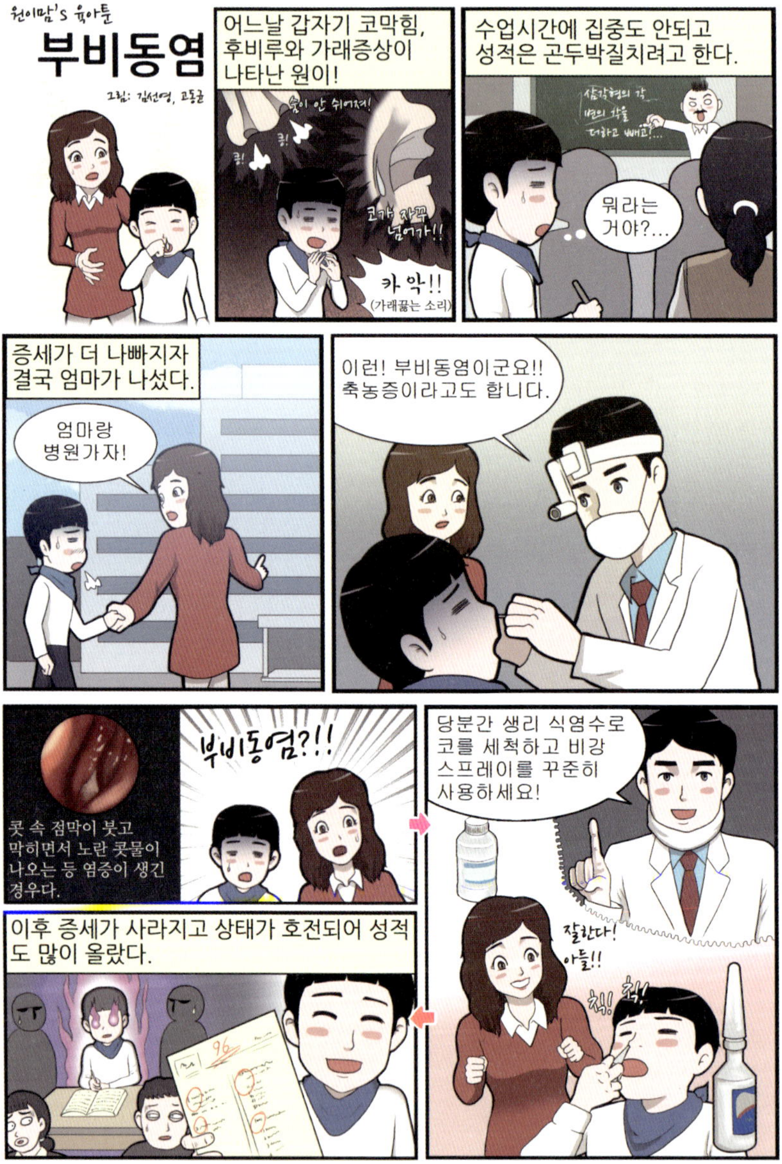
원이맘's 육아툰
부비동염
그림: 김선영, 고동균
어느날 갑자기 코막힘, 후비루와 가래증상이 나타난 원이!
숨이 안 쉬어져!
킁!
킁!
코가 자꾸 넘어가!!
카 악!!
(가래끓는 소리)
수업시간에 집중도 안되고 성적은 곤두박질치려고 한다.
삼각형의 각 변의 합을 더하고 빼고!...
뭐라는 거야?...
증세가 더 나빠지자 결국 엄마가 나섰다.
엄마랑 병원가자!
이런! 부비동염이군요!! 축농증이라고도 합니다.
콧 속 점막이 붓고 막히면서 노란 콧물이 나오는 등 염증이 생긴 경우다.
부비동염?!!
당분간 생리 식염수로 코를 세척하고 비강 스프레이를 꾸준히 사용하세요!
잘한다! 아들!!
칙! 칙!
이후 증세가 사라지고 상태가 호전되어 성적도 많이 올랐다.
96

이비인후과 의사가 들려주는

우리아이 **귀, 코, 목**

목

입병이 생겼어요

입과 입술에 물혹이 생겼어요

혀 짧은 소리를 해요

목소리가 쉬었어요

침샘이 부어요

목에 물혹이 만져져요

목에 임파선(림프절)이 만져져요

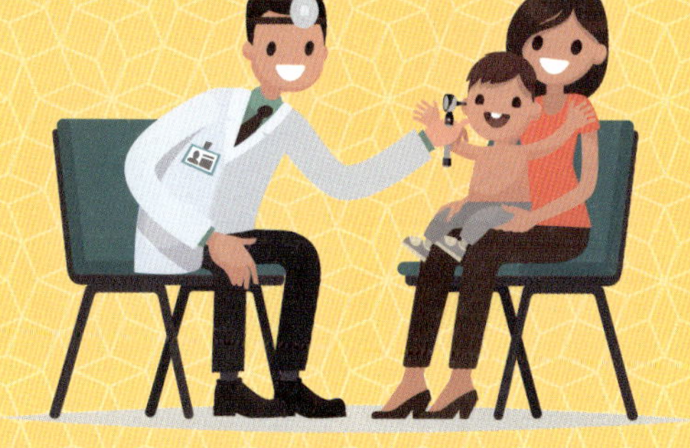

입병이 생겼어요

가톨릭대 남인철

소아의 구강 점막 질환은 성인에 비해 흔하지 않으며, 일시적으로 발생한 후 저절로 호전되는 경우가 많아 크게 걱정할 필요는 없습니다. 또한, 소아의 경우에는 암 등 심각한 질환의 발생 가능성이 매우 낮아 조직 검사 같은 적극적인 검사는 거의 하지 않습니다. 단, 오래 지속되거나, 피부 병변을 동반하거나, 구강 이외 부위에 궤양이 같이 발생할 때는 정밀검사가 필요한 경우도 있습니다. 지금부터 소아에서 주로 발생하는 입병에 대해 발생빈도에 따라 알아보도록 하겠습니다.

재발성 아프타성 구내염에 대해 알려주세요

재발성 아프타성 구내염은 가장 흔한 입병입니다. 전 인구의 20~40%에서 발생할 만큼 흔하며, 동양인에게 발생빈도가 높습니다. 주로 20대에 가장 많이 발생하는데, 소아에서도 비교적 흔하게 발생하는 것으로 알려져 있습니다. 개인에 따라 차이가 있지만 대부분 1~3개월 간격으로 재발하는 특징이 있습니다.

정확한 원인은 아직 밝혀져 있지 않았는데요. 다양한 바이러스에 의한 감염, 일부 세균에 의한 감염, 영양장애, 면역 장애 외에도 스트레스, 외상, 호르몬 장애, 음식물에 대한 알레르기, 기타 전신질환 등의 요인 때문이며, 유전적 요인도 일부 작용하는 것으로 생각됩니다.

입안 점막 중 주로 입술, 볼 안쪽 점막, 혓바닥, 혓바닥 아래쪽 점막, 입천장 부위에 통증을 동반하는 얕은 궤양을 보입니다. 대부분 약간의 통증이 발생한 후 궤양이 생기면서 통증이 심해집니다. 궤양은 짧게는 2~3일, 길게는 2주 정도 지속되며, 심한 통증으로 음식 섭취가 어려워지고 발음마저 어눌해지기도 합니다. 특별한 치료 없이 일정 시간이 지나면 저절로 치유되는 경우가 많습니다.

궤양 크기에 따라 소아프타성 구내염, 대아프타성 구내염, 포진형 구내염의 세 가지로 분류하는데요. 소아프타성 구내염이 전체 구내염의 약 80%를 차지합니다. 대부분 3~5 mm 크기의 작은 궤양 몇 개가 구강 앞쪽 점막에 생기며(그림 1.1), 흰색의 중앙부 주변으로 약간 붉은 형태를 보입니다. 대아프타성 구내염은 1 cm 이상 되는 비교적 크고 깊은 궤양이 소아프타성 구내염보다 뒤쪽 점막에 생깁니다(그림 1.2). 궤양이 구강 뒤쪽과 목 안쪽에 생기기 때문에 통증이 심해 음식 섭취가 어려운 경우가 많습니다. 치유에 수주에서 수개월까지 걸리고, 치유 후 흉터가 남습니다. 포진형 구내염은 1~3 mm 정도의 작은 궤양이 수십 개씩 무리 지어 발생합니다(그림 1.3). 헤르페스 바이러스에 의해 발생하는 포진과 모양은 유사하지만, 초기에 수포 없이 궤양이 바로 나타나는 점이 다릅니다. 정확한 발생 원인은 밝혀지지 않았으며, 대부분 발생 후 1~2주 이내에 자연 치유됩니다.

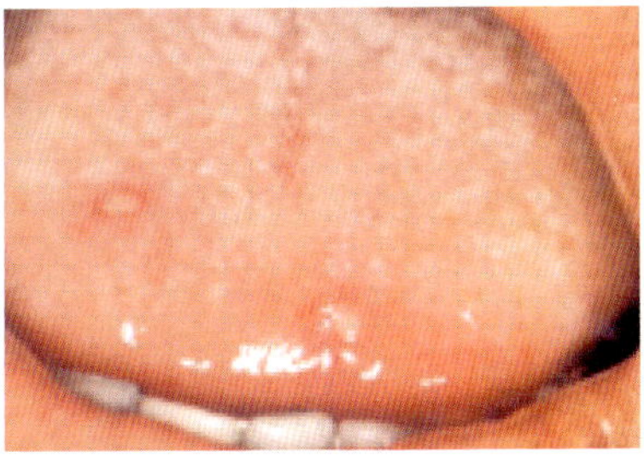

그림 1.1 소아프타성 구내염

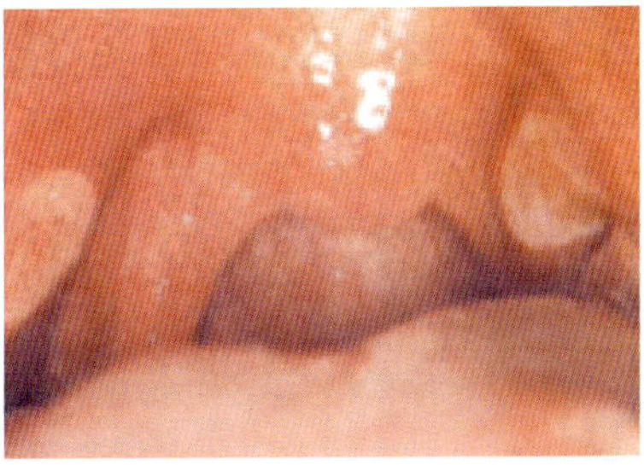

그림 1.2 대아프타성 구내염

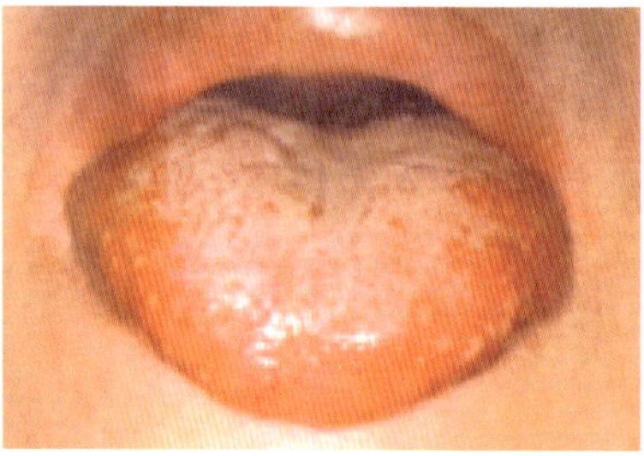

그림 1.3 포진형 구내염

심하지 않은 재발성 아프타성 구내염은 가정에서도 치료할 수 있는데요. 약국에서 구입한 알보칠액을 면봉에 묻혀 궤양 부위에 바르면 됩니다. 약물을 바를 때 심한 통증을 느끼지만, 바르고 나면 궤양 부위가 하얗게 변하면서 치유 기간이 짧아집니다. 심할 때는 진통제와 함께 강력한 소염제인 스테로이드 제제를 투약하기도 하지만, 장기간 투여 시 신체 내 호르몬 분비에 영향을 끼치기 때문에 의사와 상의해 신중히 결정해야 합니다.

포진성 치은구내염은 어떻게 치료해야 하나요?

포진성 치은구내염(잇몸구내염)은 단순포진 바이러스로 알려진 헤르페스 바이러스에 의해 발생합니다. 전 인구 중 60% 이상 감염 경험이 있을 만큼 매우 흔하게 나타나며, 주로 침을 통한 접촉으로 감염됩니다. 감염된 바이러스는 세포 내에서 증식하면서 점막에 수포를 형성하며, 일부 바이러스는 신경에 침투해 반복적인 구내염을 일으키기도 합니다.

임상적으로 원발감염과 이차형 혹은 재발형 감염으로 분류합니다. 원발성 단순포진 감염은 헤르페스 바이러스에 전혀 경험이 없었던 사람에게서 나타납니다. 신생아에게서의 원발성 단순포진 감염은 주로 출산 시 어머니의 산도 내에 존재하는 바이러스에 접촉해 발생합니다. 원발성 감염은 대부분 증상이 없어 모르고 넘어가게 됩니다. 소아와 청소년층에 자주 생기며, 증상이 나타나면 며칠 동안 발열, 근육통, 식욕감퇴 등 전구증상을 보인 후, 구강 점막에 작은 물집이 여러 개 형성되었다 파열하면서 궤양이 발생합니다. 궤양은 입안 어디에나 생길 수 있으며, 주로 입술, 볼 안쪽 점막, 잇몸, 목젖 주위 등에 자주 생기며 보통 1~2주 이내에 흉터 없이 치유됩니다.

치료는 보존적 치료 외에 항바이러스제 연고나 약물을 이용하며, 세균에 의한 이차적 감염을 예방하기 위해 항생제를 투약하기도 합니다.

구순포진은 어떤 질병인가요?

신경에 침투해 잠복해 있던 헤르페스 바이러스가 스트레스, 발열, 상기도 감염, 위장장애, 생리, 면역억제 등으로 활성화되어 발생하는 궤양입니다. 발생 부위는 입술의 피부와 점막 이행부에 주로 나타납니다(그림 1.4). 병변이 발생할 부위에 수 시간 동안 얼얼하거나 불편함이 느껴진 후, 작은 물집이 다발성으로 나타났다가 몇 시간 내에 터지면서 궤양이 형성됩니다. 대부분 2주 이내에 치유되며 치료는 포진성 치은구내염과 같습니다.

포진성 구협염의 특징은 뭔가요?

콕사키 바이러스, 에코 바이러스가 원인이며 주로 여름과 가을에 발생하는 유행성 질환입니다.

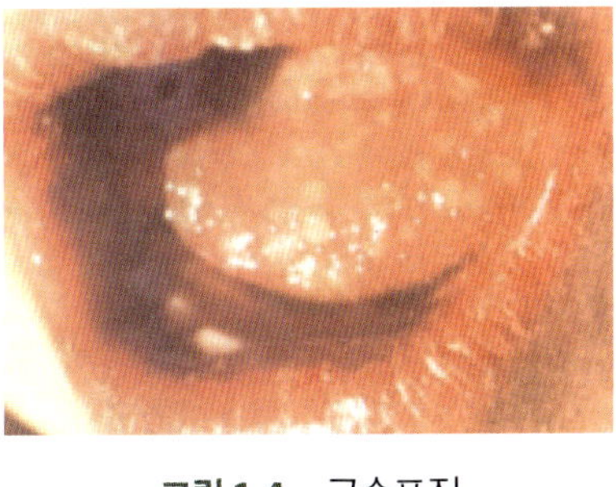

그림 1.4 구순포진

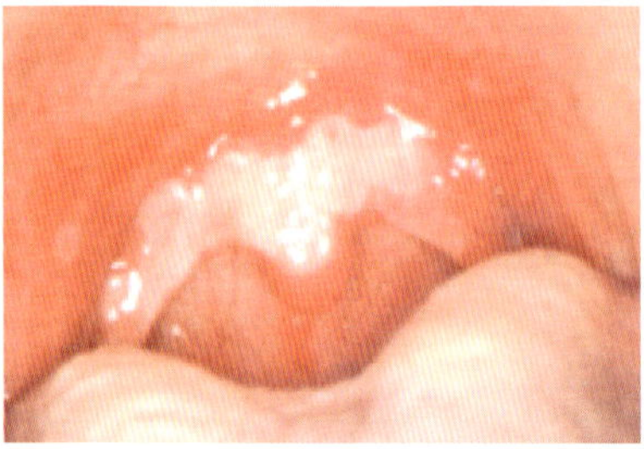

그림 1.5 포진성 구협염

유아나 소아에 많이 발생하고 고열, 인두통, 경부통 등의 감기 증상과 두통, 설사, 구토 등 전신증상을 동반하며, 구강 후반부, 주로 목젖 주변 점막이 붉게 달아오른 후 좌우 대칭으로 10~20개의 작은 물집이 생깁니다. 수포들은 2~3일 이내에 파열되어 궤양으로 바뀝니다(그림 1.5). 이 궤양은 대개 1주 이내에 사라지나 고열은 지속되는 경우도 있습니다.

바이러스성 질환으로 치료제가 개발되지 않아 특별한 치료법은 없습니다.

수족구병, 어떻게 관리해야 하나요?

수족구병은 주로 6월에서 8월 사이에 소아에서 나타나는 질병으로, 콕사키 바이러스에 감염되어 손, 발, 둔부(볼기 부위) 등 피부의 특정 부위와 구강 내에 수포가 형성되는 감염성 피부 점막 질환입니다.

3~5일간 잠복기를 거쳐, 발열과 감기 증상, 설사, 복통 등 소화기 증상을 동반합니다. 물집이 입천장, 혀, 볼 점막뿐만 아니라 손과 발에까지 발생해 수족구병이라 불립니다(그림 1.6). 물집은 발보다 손에, 손바닥이나 발바닥보다 손등과 발등에 더 많이 나타납니다(그림 1.7). 구강의 물집은 다른 입병과는 달리 잘 파열되지 않는 특징을 보입니다. 구강 물집은 대부분 발생하지만, 손 발 물집은 나타나지 않아 진단이 어려운 경우도 있습니다.

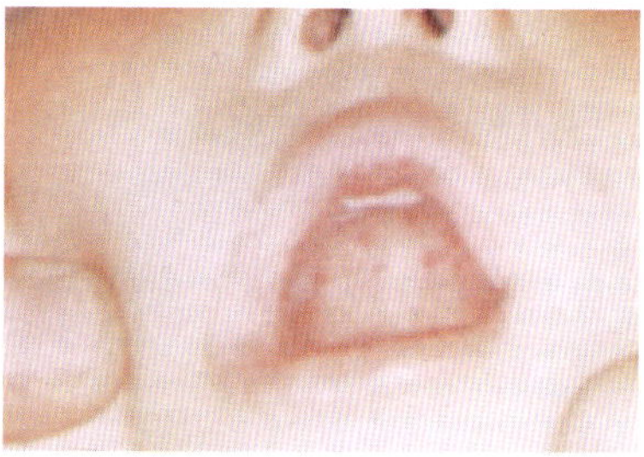

그림 1.6 수족구병의 구강 점막 병변

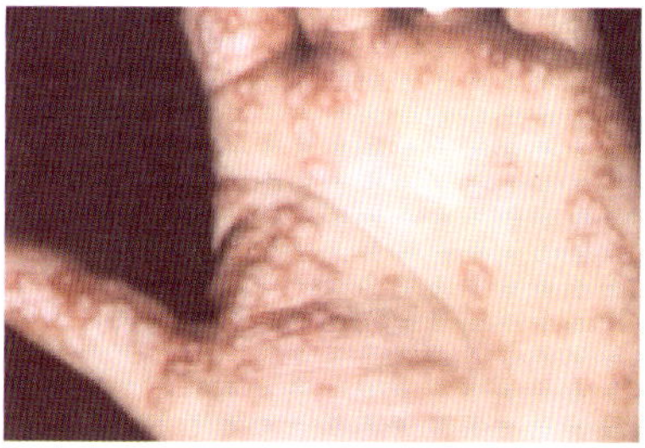

그림 1.7 수족구병의 손바닥 피부 병변

특별한 치료 없이 대부분 1주일 전후로 자연 치유됩니다. 단, 영유아 중 고열이 이틀 이상 지속되거나 구토, 호흡곤란, 경련 등의 증상이 있으면 바로 병원을 찾아야 합니다.

수족구병을 예방하는 백신은 없으며, 공기 또는 직접 접촉때문에 전염됩니다. 전염력이 강해 아이가 이 병에 걸리면 며칠간 다른 아이와의 접촉을 피해 격리시켜야 합니다. 특히 어린이집, 유치원, 학원 등 단체 생활하는 곳에서는 감염자가 생기면 바로 격리해야 합니다.

전염력이 있는 시기는 물집이 생기기 하루 전부터 생긴 다음 3일 후까지입니다. 따라서 물집이 생기면 2~3일간 타인과 접촉하지 않도록 격리하고, 물집이 사라지고 있다면 더 격리하지 않아도 됩니다.

외상성 궤양은 어떻게 치료해야 하나요?

구강은 외부 물질과 끊임없이 접촉하고 씹는 운동을 하므로 여러 원인으로 외상을 받기 쉽습니다. 기계적 자극 외에 온열, 화학적, 또는 전기적 자극도 점막 손상의 원인이 됩니다. 일반적으로 6세 이하 남자아이에서 가장 많이 나타나며, 외상을 받은 구강 점막에 염증성 종괴(육아종)가 발생할 수 있습니다.

대부분 2주 이내에 자연 치유되지만 드물게 몇 달간 지속될 수도 있으며, 이 경우 자극이 지속해서 일어나는지 확인이 필요합니다. 치료는 급성기에는 지혈과 소독을 하고 점막이 찢어진 부위의 봉합이 필요하기도 합니다. 열에 의한 손상은 차가운 생리식염수로 식혀주고, 화학물질로 인한 손상은 약물로 중화시킨 후 조직의 부종을 방지하기 위해 항생제를 투여합니다.

리가-페데 병(Riga-Fede 병)은 뭔가요?

아래 앞니 신생 치아의 자극으로 혀 부위에 생긴 궤양을 말하며, 이빨이 나기 시작하는 유·소아에서 주로 나타납니다. 혀 아래쪽 면, 설소대, 혀끝 등에 불규칙한 형태의 궤양이 발생하는 질환으로 붉은 육아조직을 동반한 하얀 백태 형태를 보입니다(그림 1.8). 주로 남자아이에서 2배 정도 많이 발생하며, 통증을 호소하지만, 궤양 크기에 비하면 통증이 심하지는 않습니다.

원인이 되는 이빨을 갈아서 더 자극이 되지 않으면 저절로 호전되는데, 심한 경우에는 발치가 필요한 경우도 있습니다.

간단한 대처방법이나 예방법이 있다면 알려주세요

첫 번째는 숙면입니다. 아이의 입병은 대부분 피곤한 상태에서 발생합

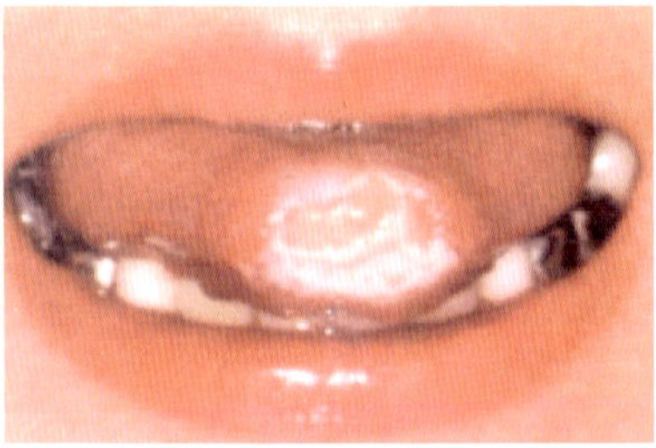

그림 1.8 리가-페데 병

니다. 아이가 피로하지 않도록 충분한 수면과 휴식을 취한다면 입병 증상은 한결 줄어들게 됩니다.

둘째, 손 씻기입니다. 감기 같은 호흡기 질환과 마찬가지로 수족구병 같은 입병도 손 위생만 철저히 해도 발생빈도를 크게 낮출 수 있습니다. 아이가 외출에서 돌아오면 반드시 비누로 손을 씻도록 합니다.

셋째, 구강 위생입니다. 이를 잘 닦는 습관만 길러도 어느 정도 입병을 예방할 수 있습니다. 식사 후에는 깨끗이 이를 닦고 입안을 말끔히 헹구도록 합니다. 이가 없는 신생아는 삶은 거즈나 안전한 성분의 구강 티슈를 이용해 입속을 닦아 주는 것이 좋습니다.

넷째, 영양 상태 체크입니다. 영양 상태가 좋아야 입병도 빨리 호전됩니다. 입병이 발생하면 통증으로 음식을 제대로 먹지 못하는 경우가 많습니다. 따라서 자극을 줄 수 있는 맵고 짠 음식은 피하고, 부드러운 죽이나 미음 등을 식혀서 주는 것이 좋습니다. 통증으로 음식 섭취가 어려우면 진통제를 처방받는 것도 고려해야 합니다.

다섯째, 충분한 수분섭취입니다. 입이 마르면 통증이 더 심해질 수 있고, 구강 내에 세균과 바이러스 증식이 활발해져 입병이 지속되거나 이차적인 감염이 일어날 수 있습니다.

입과 입술에 물혹이 생겼어요 (하마종, 점액낭종)

부산대 차원재

아이들이 입이 아프다며 투정하는 경우를 종종 볼 수 있습니다. 그럴 때 입안을 살펴보면 물혹처럼 무엇인가 볼록 솟아 있는 것을 발견하게 됩니다. 바로 점액낭종과 하마종인데요. 아이들의 입과 입술에 물혹처럼 생기는 점액낭종과 하마종에 대해 알아보겠습니다.

점액낭종은 왜 생기나요?

점액낭종은 끈적한 점액으로 채워진 반구 형태의 투명하게 부풀어 오른 병변을 말합니다. 점액낭종은 입술과 구강의 작은 침샘에서 생기는데요. 외부 자극으로 인해 타액관이 잘리거나 터져서 갈 곳을 잃은 타액이 주변 조직으로 흘러 들어가 염증반응을 일으켜 만들어집니다. 주로 아랫입술에서 많이 발생하며 구강 바닥에도 발생하는데, 구강 바닥에 생긴 것을 하마종이라고 부릅니다. 그 외에 혀, 윗입술, 구개 등 구강의 어디에도 발생할 수 있습니다.

점액 낭종이 생기는 원인은 다양한데요. 아이의 불규칙한 치아 배열로 인해 지속적인 자극이 이루어질 때 생길 수 있습니다. 입술을 빨거나 깨무는 습관으로 생길 수 있으며 식사 중에 입술을 깨물어서 생기는 경우도 있습니다. 특히 불안과 스트레스로 무심코 입술을 깨물거나 입술을 빠는 습

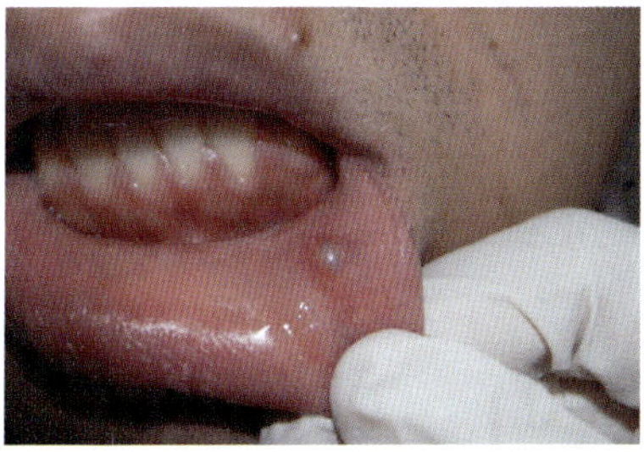

그림 2.1 아랫입술에 생긴 점액낭종

관을 가진 아동이나 청소년들이 많은데, 이때 아랫입술에 상처를 일으켜 점액낭종이 생기는 경우가 많습니다.

특징과 치료 방법은 뭔가요?

점액낭종은 대부분 통증이 없고 직경은 0.1 cm처럼 작은 것에서부터 2 cm까지 커지는 경우도 있습니다. 매끄러운 벽으로 된 푸르스름하거나 투명하고, 둥글거나 타원형 낭종 형태를 보이며, 하나 또는 여러 개로 존재하기도 합니다.

입술 점막에서 얕은 층에 위치한 점액낭종은 점액 성분이 투명하고 낭종을 덮고 있는 점막이 얇아 조직의 혈액이 고인 것이 투과되어 어두운 푸른 빛을 보일 수 있습니다. 반면 깊은 층에 위치한 낭종은 주변조직과 점막이 두껍게 형성되어 주변 점막 색깔과 비슷한 선홍색을 띠게 됩니다.

가만히 두면 커지기도 하고, 터져서 자연적으로 없어지기도 하지만 계속 남아있다면 표면이 각질화되어 딱딱해지기도 합니다. 음식을 먹거나 말할 때 불편하거나, 계속 커지고 통증을 일으킬 경우, 잦은 상처로 조직이 딱딱해진 경우, 미용상의 문제가 있는 경우에는 치료가 필요합니다.

치료 원리는 크게 두 가지입니다. 하나는 점액낭종을 일으킨 원인이 되는 작은 침샘과 낭종을 제거하는 것이고, 또 하나는 점액낭종 내부 공간에

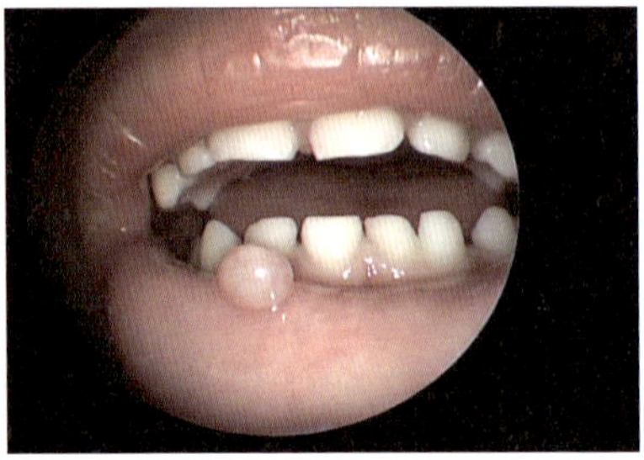

그림 2.2 아랫입술에 생긴 점액낭종

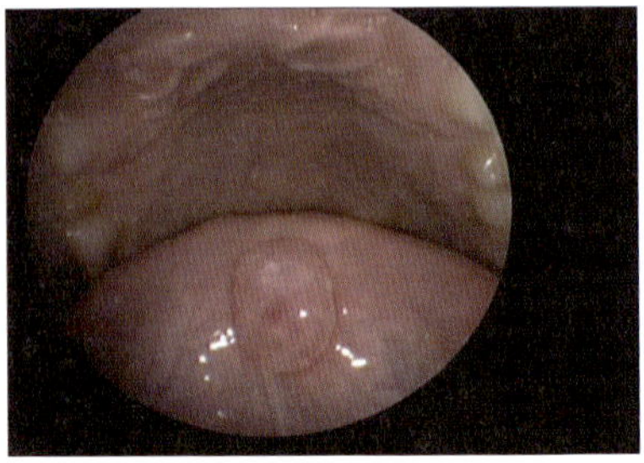

그림 2.3 혀의 뒷부분에 생긴 점액낭종

염증과 섬유화를 유발해 타액이 새지 못하게 막는 것입니다.

낭종을 그냥 터뜨리게 되면 문제가 생긴 타액관이 남아 있으므로 낭종이 다시 생길 가능성이 큽니다. 따라서 외과적인 절제로 연관된 작은 침샘과 주변의 섬유성 조직을 함께 제거하는 것이 잠재적인 재발률을 줄이는 가장 좋은 방법입니다. 최근에는 조대술, 미세조대술, CO_2 레이저, 냉동요법, 스테로이드 주입술 같은 방법으로도 외과적 치료와 비슷한 재발률과 치료 성공률을 보이기도 합니다.

치료방법을 선택하는 것은 낭종의 크기나 생긴 위치에 따라 전문가와 상의해 결정하는 것이 좋습니다. 아이가 아직 어리거나 낭종이 생긴 직후라면 어떻게 변화하는지 지켜보는 것도 치료의 한 방법일 수 있습니다. 어떠한 치료든 치료 후에는 입술에 자극이 되는 요인을 개선해 재발을 막는 것이 중요합니다.

하마종이 뭔가요?

하마종은 점액낭종의 한 종류인데요. 주로 혀 아래에 아몬드 모양의 침샘인 설하선과 관련되어 구강 바닥에 발생하는 것입니다. '하마종(ranula)'은 개구리를 의미하는 라틴어 'rana'에서 기원한 용어로, 입안 바닥에 푸른색 낭종으로 부풀어진 모습이 개구리의 하복부를 닮았다고 해 붙여진 이

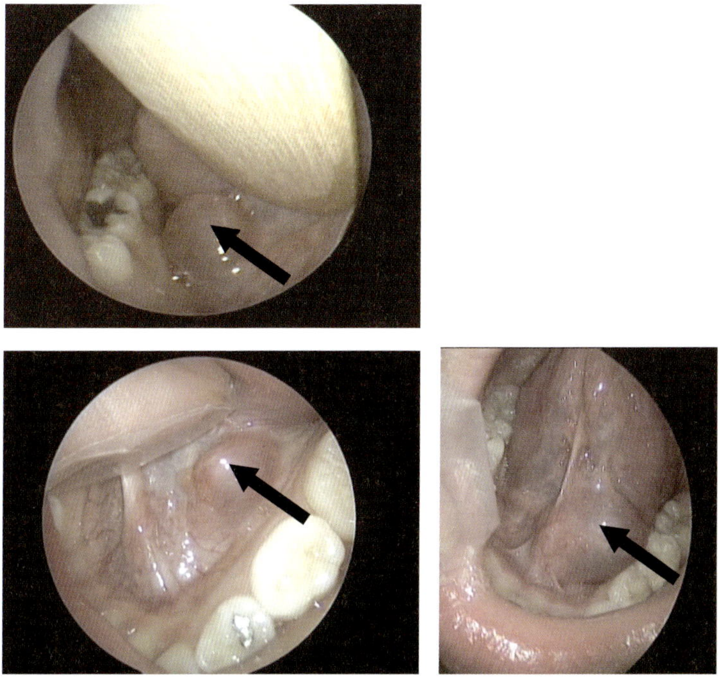

그림 2.4 혀 아래쪽에서 다양하게 관찰되는 구강 하마종. 혀를 위쪽으로 들면 푸르스름하거나 투명한 낭종이 관찰됨.

름입니다.

주로 설하선 외상이나 타액관 손상, 해부학적 변이, 만성 염증성 질환으로 타액관이 막히면서 설하선에서 생성된 점액이 주변 조직으로 스며들고 흐름이 정지되어 벽이 없는 낭종 형태로 하마종이 생기게 됩니다. 설하선은 피막이나 근막 등에 의해 덮여 있지 않고 위쪽으로는 점막, 아래쪽으로는 근육을 경계로 여러 개의 타액선이 느슨하게 연결되어 있는데요. 타액이 새어 나오면 느슨한 조직 안으로 스며들어 부풀게 되고 근육 뒤쪽으로 빠져나가기도 해 목까지 생길 수도 있습니다.

하마종은 위치에 따라 입안 바닥에 생기는 구강 하마종, 턱의 아래쪽에 생긴 경부 하마종, 혹은 혼합된 형태의 하마종이 있습니다. 혀를 위쪽으로 들었을 때 아래쪽에 푸른색의 투명하고 얇은 벽을 가진 파동성 붓기가 관찰되면 구강 하마종을 의심해볼 수 있습니다. 또한, 턱 아래쪽 목에 부드럽게 만져지는 붓기나 덩어리 같은 것이 있다면 경부 하마종을 생각해 볼 수 있는데요. 경부 하마종은 특히 입을 벌렸을 때 근육 수축에 의해서 입안에서 더 잘 관찰될 수 있습니다. 경부 하마종이 의심되면 CT, MR, 초음파 같은 영상학적 검사를 시행하는 것이 다른 질병과의 감별진단에 도움을 줄 수 있습니다.

하마종의 치료법에 대해 알려주세요.

구강 하마종 대부분은 증상을 유발하지 않으며 눌렀을 때 통증도 없습니다. 크기가 크지 않고 증상이 없다면 우선 어떻게 변화하는지 경과를 관찰하는 것이 중요합니다. 소아에서 하마종이 자연소실된 보고도 있어서 더 이상 외상이 없다면 없어질 가능성도 있습니다. 그래서 일부 전문가들은 하마종이 발견되고 첫 6개월간은 경과를 관찰하다가 자연적으로 하마종이 소실되지 않는 경우에만 수술적 치료를 권유하기도 합니다.

기본적인 치료 원리는 앞서 살펴본 점액낭종과 같습니다. 재발을 방지할 수 있는 가장 좋은 치료방법은 설하선을 제거하는 것입니다. 하지만 수술 시에 주변 신경이나 침샘관 손상 가능성을 고려해 다양한 치료방법이 시도되고 있습니다.

간단하게는 주사기를 이용해 낭종 내부의 점액을 빼내는 방법입니다. 이는 소아 환자에 주로 적용하며 아이가 성장할 때까지 보존적인 치료로 사용해 볼 수 있습니다. 구강 하마종에 단순 절개를 넣고 내용물을 제거한 다음, 경부를 압박해 내부 공간을 없애는 방법도 있습니다. 미세조대술이라는 방법도 있는데 국소마취 후 구강 내 하마종 점막을 실로 1~2회 봉합해 내부 점액 물질은 새어 나오게 하고, 다시 점액이 찰 공간은 없애주는 방법입니다. 주로 외래에서 짧은 시간에 시행할 수 있고 부작용이 거의 없어 소아 환자에게 적용하기 좋습니다. 재발한 경우에도 다시 시행할 수 있어 많이 사용되고 있습니다. 그 외에도 알코올 같은 물질을 주입해 내부에 염증반응을 일으켜 점액이 찰 공간을 없애주는 경화 치료, 보톡스를 이용해 화학적으로 타액선을 위축시켜 타액배출을 줄이는 방법 등이 있습니다.

혀 짧은 소리를 해요(설소대 단축증)

서울대 정우진

이제 막 말을 시작한 우리 아기의 발음이 정확하지 않고, 혀 짧은 소리를 낸다면 부모님으로서는 많이 당황스러울 텐데요. 아이가 혀 짧은 소리를 내는 원인 중 설소대 단축증이 있습니다. 그럼 지금부터 설소대 단축증은 무엇이며, 아이가 설소대 단축증이 의심된다면 어떻게 대처해야 하는지 알려드리겠습니다.

설소대 단축증이란 무엇인가요?

설소대는 혀의 아랫면과 입의 바닥 부분을 연결하는 인대처럼 생긴 얇은 막을 가리킵니다. 설소대는 누구에게나 존재하며 사람들마다 길이나 굵기 등이 차이를 보일 수 있는데요. 대부분의 경우 혀를 움직이는 데 아무런 문제가 없지만, 간혹 짧은 설소대가 혀의 움직임을 방해하는 경우가 있습니다.

바로 설소대 단축증(tongue tie) 때문인데요. 혀유착증(ankyloglossia)이라고도 부르며 흔히 혀가 짧은 상태를 말합니다. 혀가 짧은 것 자체를 질환이나 병이라고 정의하기는 애매하지만, 일상 생활에 불편함이 나타난다면 적절한 치료가 필요합니다.

설소대 단축증의 원인은 선천적이라고 봐야 하며, 드물게 수술이나 외상으로 인해 생기는 경우도 있습니다. 진단 기준에 따라 적게는 4%에서 많게는 10%가 넘는 아이들에서 발견되는 것으로 보고됩니다. 하지만 설소대 단축증 자체는 아무런 증상이 없는 경우가 대부분이어서, 치료를 받아야 하는 비율은 이보다 훨씬 적습니다.

진단 방법에 대해 알려주세요

설소대 단축증 자체는 별다른 증상이 없지만, 혀를 길게 내밀지 못하며 자유롭게 움직이는 데 제한이 있을 수 있습니다. 또한, 설소대 단축증이 있는 신생아나 유아가 모유 수유할 때 젖꼭지를 제대로 빨지 못하거나, 젖꼭지를 깨물어 어머니에게 통증을 유발시킬 수도 있습니다. 아이가 성장해 말을 하기 시작하면서 발음에 문제가 발생할 수 있는데요. /ㅅ/, /ㄹ/, /ㄷ/, /ㄴ/ 등 치조음의 발음이 영향을 많이 받습니다. 극히 드물게 연하 장애, 구강 운동 장애, 호흡 장애 등을 유발할 수도 있다고 알려져 있습니다.

진단은 이비인후과 전문의가 눈으로 보고 판단하는데요. 말을 알아듣지 못하는 영유아는 설압자로 혀 끝부분을 들어올릴 때 저항감이 느껴지는지를 확인하게 됩니다. 소아는 최대한 혀를 내밀게 한 후, 짧은 설소대로 인해 혀 끝이 아랫 입술보다 앞으로 나오지 못하거나, 혀 끝이 하트나 알파벳 'W' 모양이 되는지 관찰합니다. 입을 벌린 상태에서 혀를 들어 윗니에 닿게 할 때 닿지 않을 수도 있습니다.

하지만 모든 이비인후과 의사가 이러한 진단 기준에 동의하는 것은 아

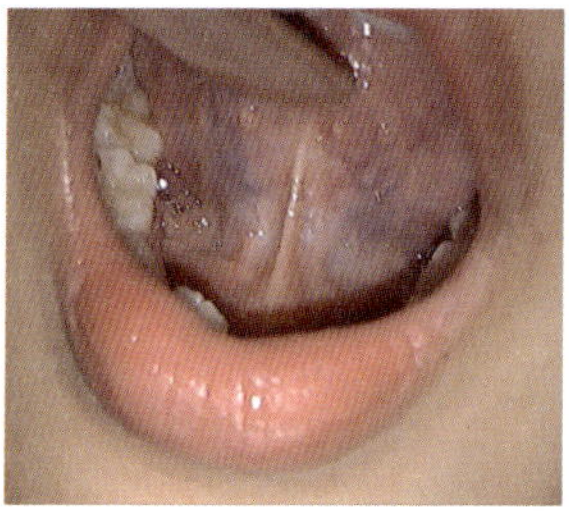

그림 3.1 설소대

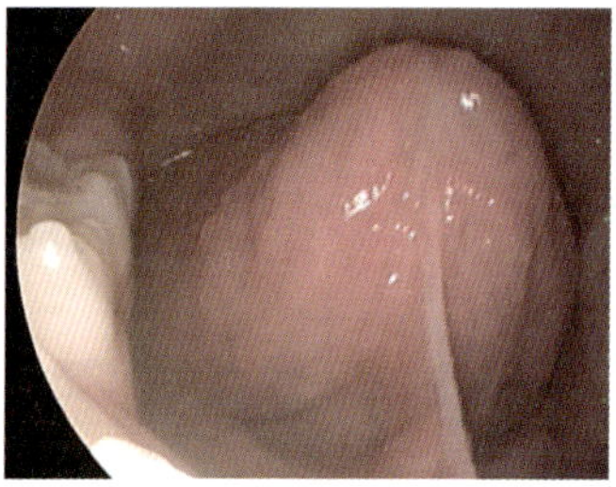

그림 3.2 혀를 위로 들었을 때 혀의 움직임이 제한됨

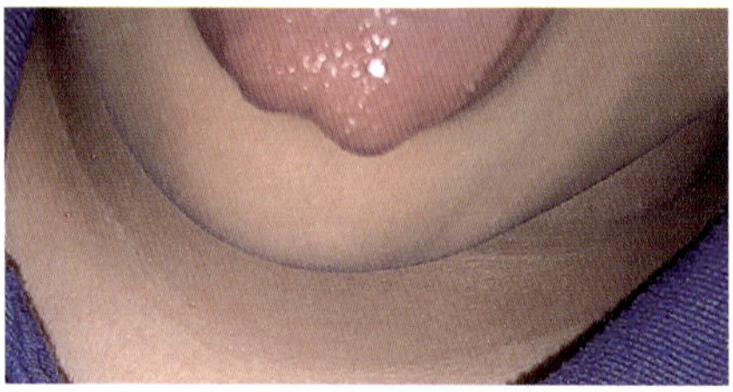

그림 3.3 혀를 내밀었을 때 W 모양이 됨

닙니다. 앞서 언급했듯이 설소대단축증이 있다고 모두 치료해야 할 증상이 나타나거나 치료 대상이 되지는 않기 때문입니다. 결국 이러한 기준과 함께 설소대단축증과 관련이 있는 증상이 나타나는 지를 확인한 후 치료 여부를 최종 판단하게 됩니다.

치료 시기는 언제가 좋은가요?

간혹 어린이가 내는 혀 짧은 소리를 귀엽다며 내버려두는 경우가 있는데요. 증상이 있는 설소대 단축증을 청소년기나 성인기까지 치료하지 않고 방치하면 문제가 될 수 있습니다. 이런 경우 약 50% 정도가 성인이 되어서까지 발음장애가 계속되고, 혀를 움직이는 데에도 문제가 발생하는 경우가 약 57% 정도 된다고 알려져 있습니다.

아이의 조음 발달이 잘 되지 않는 경우에도 언어 발달과 연관해서 치료를 결정해야 합니다. 조음 발달은 만 2~3세에 시작되어 만 4~5세에 왕성하게 이루어지며 만 6~7세에 거의 완성됩니다. 만일 발음의 문제보다 언어 발달이 늦어지고 있다면 설소대를 치료하기보다는 언어 발달 지연을 빨리 진단하고 치료해야 합니다. 반대로 언어 발달 지연의 정도보다 발음이 부정확하다면 설소대 단축증에 대한 치료를 고려하여야 합니다.

만일 언어 발달에 문제가 없다면 수술하지 않는다고 말이 늦어지지는 않습니다. 하지만 혀의 움직임이 제한되고 발음의 문제는 지속될 수 있습니다. 청소년기 또는 성인기에 비교적 늦게 치료해도 발음의 개선이 이루어진다는 보고도 있지만, 설소대 단축증과 발음(조음)의 문제가 있다면 방치해 두기보다는 가급적 시기를 놓치지 않고 치료하는 것이 바람직하겠습니다.

이따금 신생아 때 하는 게 좋다는 이야기를 들었다는 부모님들이 계신데요. 설소대 단축증은 그 자체만으로 증상이 있는 경우는 많지 않습니다. 신생아기에 반드시 치료가 필요한 경우는 수유에 문제가 있을 때입니다. 영유아에서 수유에 문제가 있는 설소대 단축증은 심하면 성장 발육에 지장을 줄 수도 있습니다. 이 때는 신속히 치료해주는 것이 좋습니다. 하지만 설소대가 짧더라도 수유에 지장을 주지 않거나 성장하면서 발음의 문제가 없다면 수술은 필요하지 않습니다. 수술 여부는 발음 문제를 인지할 수 있는 2~3세 이후에 판단하는 것이 좋습니다.

치료는 어떻게 하며, 치료하면 발음이 좋아지나요?

설소대 단축증은 설소대를 잘라주는 수술로써 치료합니다. 수술 방법은 설소대를 단순히 잘라주는 '단순 절개술'과 설소대를 절제한 후 다시 유착되지 않도록 봉합해주는 '설소대 절제술', 정도가 심할 때 설소대를 잘라낸 후 절개 부위에 추가적으로 지그재그 형태의 절개를 넣어 더 길게 나올 수 있도록 하는 '설소대 성형술'이 있습니다.

신생아기에 모유 수유에 어려움이 있는 경우 주로 단순 절개술을 시행하며, 시술이 비교적 간단하기 때문에 아이를 잘 잡은 상태에서 국소마취로 시술을 시행하기도 합니다. 일반적으로 소아에서 수술을 시행할 때에는 설소대 절제술을 시행하는데, 이 때에는 메스로 절개한 후 봉합하거나, 외과용 전기칼이나 레이저를 사용하기도 합니다. 일반적으로 어느 한 방법이 다른 방법에 비해 우월하다거나 결과의 차이가 다르게 나타나지는 않습니다.

수술을 하고 나면 발음이 좋아지는 지 묻는 부모님이 많은데요. 발음(조음)에 문제가 있는 혀 움직임의 제한을 풀어준 경우에는 발음의 개선을 기대할 수 있습니다. 하지만 발음에 문제가 없거나 아이가 어려 발음 문제를 알 수 없는데 예방적으로 설소대 절제술을 시행했을 때 미래의 발음 장애를 예방할 수 있는지 명확히 증명된 바는 없습니다. 따라서 일반적으로 발음에 큰 문제가 없다면 발음의 개선을 위한 불필요한 수술은 피하는 것이 좋습니다.

만일 언어 발달 장애가 있다면 발음 장애와 별도로 언어치료를 시행해야 합니다. 발음 자체를 훈련하는 조음치료에 대한 일반적인 기준은 없는데요, 수술 후에도 뚜렷하게 발음이 개선되지 않는다면 조음치료를 병행하면 도움이 될 수 있습니다. 경우에 따라 수술을 하지 않고 조음치료를 하는 경우도 있으나 설소대 단축증이 명확한 경우는 수술적 치료를 우선합니다. 설소대 단축증이 명확하지 않은데도 발음이 좋지 않다면 조음치료를 고려해야 합니다.

전신 마취는 꼭 해야 하는지, 수술 후 합병증은 없는지 알려주세요

신생아에서 단순 절개술을 시행하는 경우 국소마취로 수술하는 경우가 있습니다. 하지만 대부분 발음과 관련한 소아 수술은 아이의 협조를 얻기 어려울 뿐만 아니라, 정확한 수술과 최대한 합병증을 줄이기 위해 전신마취가 필요합니다. 수술과 마취에 필요한 시간은 통상적으로 30분에서 1시간 이내로 오래 걸리지 않습니다.

합병증에 대해 궁금해 하시는 부모님이 많은데요. 설소대 절개술이나 절제술은 비교적 간단한 수술입니다. 일반적인 염증이나 약간의 출혈이 생길 수 있으나 대부분 특별한 문제는 없습니다. 드물게 수술 부위가 다시 유착되는 경우가 있을 수 있고, 더 드물게는 설소대 주변 침샘이나 침샘관 입구를 다쳐서 입의 바닥(구강저)에 침이 고이는 하마종이 생기거나 양측 턱 아래가 부을 수 있습니다.

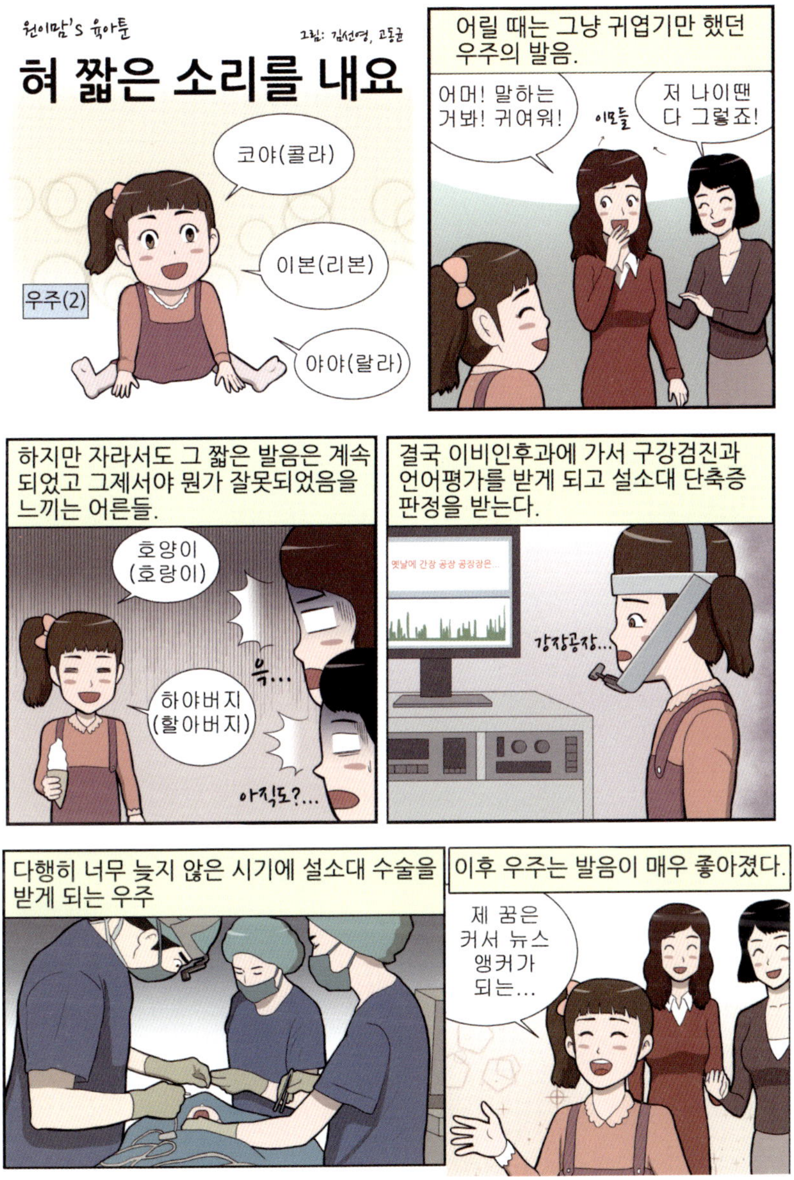
원이맘's 육아툰
그림: 김선영, 고동균
혀 짧은 소리를 내요
코야(콜라)
이본(리본)
야야(랄라)
우주(2)
어릴 때는 그냥 귀엽기만 했던 우주의 발음.
어머! 말하는 거봐! 귀여워!
이모들
저 나이땐 다 그렇죠!
하지만 자라서도 그 짧은 발음은 계속 되었고 그제서야 뭔가 잘못되었음을 느끼는 어른들.
호양이 (호랑이)
윽…
하야버지 (할아버지)
아직도?…
결국 이비인후과에 가서 구강검진과 언어평가를 받게 되고 설소대 단축증 판정을 받는다.
옛날에 간장 공장 공장장은…
강장공장…
다행히 너무 늦지 않은 시기에 설소대 수술을 받게 되는 우주
이후 우주는 발음이 매우 좋아졌다.
제 꿈은 커서 뉴스 앵커가 되는…

목소리가 쉬었어요

연세대 임재열

어느 날 갑자기 아이 목소리가 변한다면 부모님들로서는 왜 그런 것인지, 어떻게 치료해야 하는지, 걱정부터 앞서게 될 텐데요. 아이 목소리가 변하는 가장 흔한 원인 중 하나가 바로 '성대결절'입니다. 대부분의 소아 성대결절, 그 중에서도 남자아이의 성대결절은 사춘기 전후로 저절로 호전되기 때문에 크게 걱정해야 하는 증세는 아닙니다. 그렇다고 무작정 내버려 두다가는 목소리 변성이 생길 수 있으니 정확한 상태를 파악해야 하는데요. 소아 성대결절은 어떤 질병이며, 어떻게 진단하고 치료하는지에 대해 알아보겠습니다.

성대결절(vocal nodule)이란?

성대는 후두 내 양측에 대칭으로 존재하고, 점막층, 고유층, 근육층으로 이루어져 있으며, 목소리를 낼 때 진동하면서 음성(목소리)을 생성하는 고도로 발달한 기관입니다. 성대는 목소리를 내기 위해 빠른 속도로 부딪히며 진동하는데요. 보통 성대의 초(sec)당 진동수는 남자 100~150 Hz, 여자와 아이는 200~250 Hz입니다.

성대결절은 성대의 과도한 충격을 유발하는 지속적인 음성 남용이나 무리한 발성 때문에 발생하는 점막 질환입니다. 보통 남자 아동에서 많이 발생하며, 성인은 목소리를 많이 사용하는 가수, 교사 등의 직업군에서 흔히 발생합니다. 후두 내시경으로 직접 관찰해 진단하는데, 발성 시 가장 많은

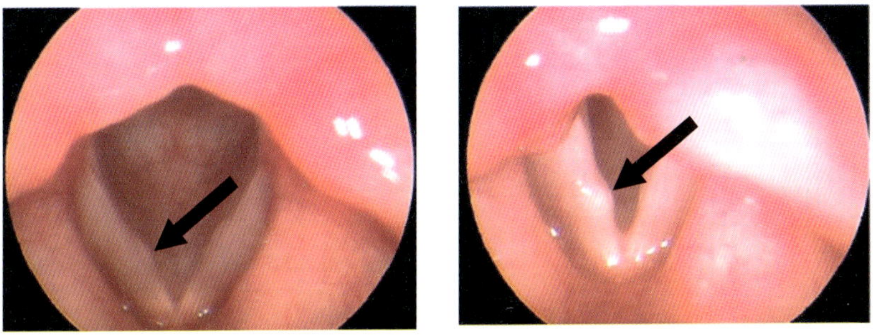

그림 4.1 성대결절 사진

마찰이 발생하는 부위인 성대 앞쪽 1/3 지점에서 흔하게 관찰됩니다.

성대결절 증상은?

성대결절의 가장 흔한 증상은 쉰 목소리입니다. 만약 아이가 2주 이상 쉰 목소리를 내거나, 힘을 주어서 말하려고 하고, 발성이 지연 또는 중단되거나, 고음에서 목소리가 갈라지는 등의 증상이 생긴다면 성대결절을 의심해 볼 필요가 있습니다. 이때, 소아는 자신의 목소리 이상을 인식하지 못하는 경우가 많으므로, 보호자들이 주의 깊게 관찰해 조기에 병원으로 데려가는 것이 중요합니다.

쉰 목소리 정도에 따라 차이가 있지만, 성대결절은 보통 다른 사람들이 말을 알아듣는 정도인 '말 명료도'에 영향을 미치게 되는데요. 아이가 말할 때 숨이 찰 수도 있고, 말할 때 힘을 주는 등의 어려움을 겪기도 합니다.

성대결절 진단법

성대결절은 이비인후과 전문의가 직접 눈으로 보는 후두 내시경(강직형: rigid telescope 및 굴곡형: fiberscope)으로 성대 점막에 생긴 병적인 변화를 관찰할 수 있어야 합니다. 감별 진단을 위해 후두스트로보스코피(stroboscopy)를 통해 점막 파형 유무 등을 정확하게 관찰해야 하며, 전신

마취해 직접 후두경(laryngoscope)으로 관찰했을 때 더 정확한 진단이 가능하기도 합니다.

소아는 대부분 검사 과정에 협조가 어렵기 때문에 굴곡형 내시경으로 관찰하는데요. 협조가 되는 10세 이상 소아라면 후두스트로보스코피를 이용한 정밀 검사를 시행할 수도 있습니다. 검사를 통해 성대낭종(cyst), 성대구증(sulcus), 후두 유두종(papilloma), 후두격막(web) 등에 대한 감별 진단이 이루어집니다. 필요하다면 치료 전후의 음성기능을 평가하기 위해 청지각적 평가와 음향학적 검사 등을 시행하기도 합니다.

소아의 성대결절 치료법은?

성인은 성대에 습기를 충분히 보충하고, 음성 휴식이나 음성 치료 등 보존적인 치료를 먼저 시행합니다. 음성 치료만으로 환자의 80% 정도에서 호전될 수 있기 때문입니다. 수술적 치료는 3개월 이상 보존적 치료를 받았는데도 음성 장애가 지속할 때 시행하며, 후두 미세수술이나 레이저를 이용합니다.

소아는 원칙적으로 수술적 치료를 하지 않습니다. 그 이유는 후두 크기가 작아 병소(病巢)를 정확하게 제거하기가 어렵기 때문이며, 성대 수술 후 음성 휴식과 관리가 중요한데 소아는 이것을 지키기 어려워 재발이 잦기 때문입니다. 또한, 남자아이는 사춘기 전후 호르몬과 성대 구조 변화로 성대결절이 50% 이상에서 자연적으로 소멸합니다.

소아의 성대결절 치료는 음성위생과 교육, 음성치료를 주로 시행합니다. 알레르기나 인후두 역류 같은 동반 원인 질환이 있을 때는 약물치료를 병행하기도 합니다.

음성치료는 주 1회 또는 격주 1회 정도로 2~6개월 정도 시행하는데요. 초기에는 발성 습관을 교정하면서 호흡 조절과 후두 근육 훈련 순으로 시행하게 됩니다. 이때 너무 많은 힘과 긴장이 들어가는 발성과 음성오용 습관을 부드럽고 이완된 상태로 발성하는 방법으로 교정하게 됩니다. 또한, 아래턱을 충분히 벌리지 않고, 입술, 아래턱, 혀 등을 긴장한 상태로 발성하는지도 확인하고, 이에 대한 교정이 필요합니다.

소아는 자신의 음성 문제나 상태를 정확히 인식하지 못해 치료 동기를 형성하기가 힘듭니다. 따라서 가족들이 치료 과정에 함께 참여하는 것이 중요합니다. 치료 과정에서는 아동의 음성 변화를 자세히 살펴볼 필요가 있는데요. 아동의 음성 남용 행동으로 목 가다듬기, 울기, 소리 지르기, 큰 목소리, 이상한 소리 모방 등이 있는지 확인하고, 아동이 이를 인식하고 바로잡을 수 있도록 도와주어야 합니다.

가족의 음성 습관이나 환경도 성대결절에 많은 영향을 주는데요. 가족들이 평소 큰 목소리로 말하지는 않는지, 집안의 소음이 심하지는 않은지, 형제자매가 자주 큰 소리로 다투는지, 과도한 운동이나 무리한 활동은 없는지 등을 파악하고, 아이 목소리를 악화시키는 상황이 있다면 개선해야 합니다.

성대결절 예방법과 대처 방법은?

무엇보다 음성 위생을 잘 지키는 것이 중요합니다. 습관적으로 헛기침을 하면 성대 점막에 만성적인 손상을 주므로, 물을 조금씩 자주 마시고 목소리를 자연스럽게 내도록 합니다. 속삭이는 소리나 큰 소리, 고함을 지르면 성대에 무리를 주기 때문에 피해야 합니다. 성대에 수분 공급이 잘되도록 물을 자주 마시는 것이 중요합니다.

청각 이상, 알레르기나 인후두 역류, 구개열 같은 인두폐쇄부전 등 동반 질환 여부를 확인하고, 교정하는 것이 필요합니다. 또한, 가정환경이나 학교, 학원 내 활동을 세심하게 살펴 성대에 무리가 가는 요인이 있다면 미리 제거하도록 합니다.

원이맘's 육아툰

목소리가 쉬었어요!

그림: 김선영, 고동균

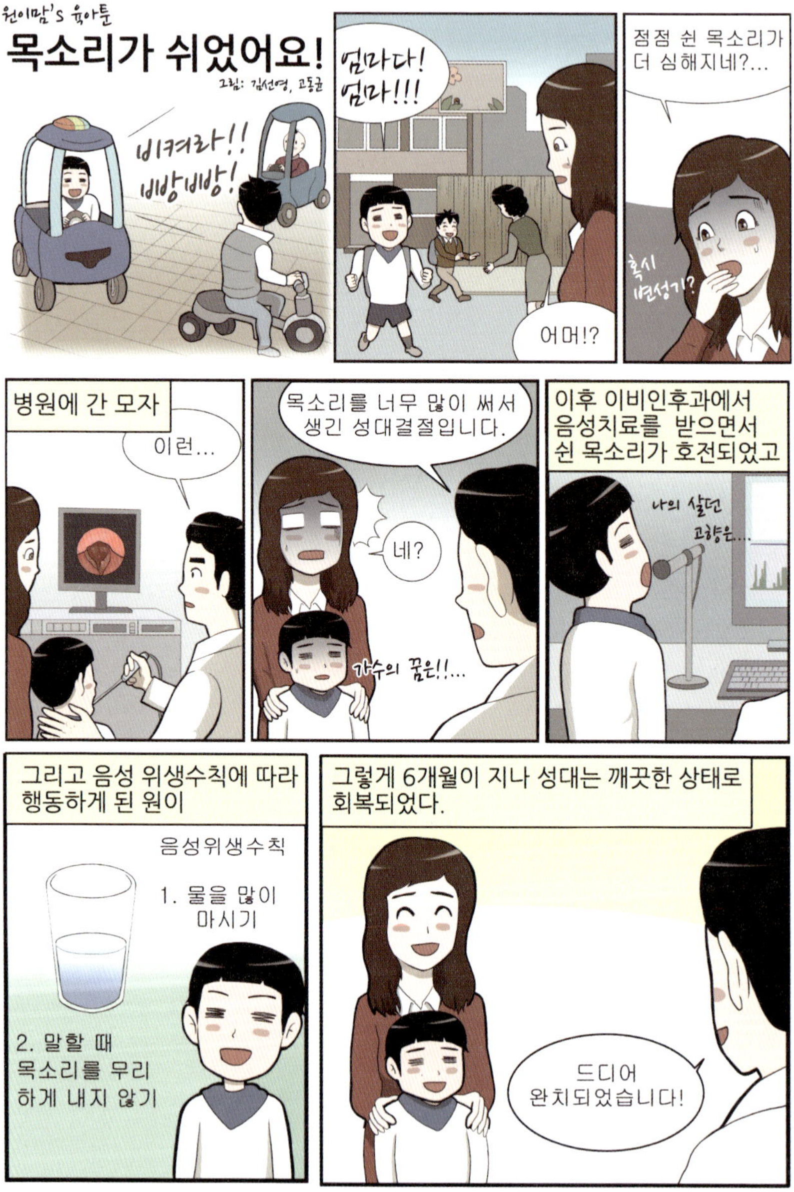

비켜라!!
빠방빠방!
엄마다!
엄마!!!
어머!?
점점 쉰 목소리가
더 심해지네?...
혹시
변성기!?
병원에 간 모자
이런...
목소리를 너무 많이 써서
생긴 성대결절입니다.
네?
가수의 꿈은!!...
이후 이비인후과에서
음성치료를 받으면서
쉰 목소리가 호전되었고
나의 살던
고향은...
그리고 음성 위생수칙에 따라
행동하게 된 원이
음성위생수칙
1. 물을 많이
마시기
2. 말할 때
목소리를 무리
하게 내지 않기
그렇게 6개월이 지나 성대는 깨끗한 상태로
회복되었다.
드디어
완치되었습니다!

침샘이 부어요

단국대 문정환

아이의 귀 아래쪽 턱이나 볼 부위가 부어오를 때, 보통 볼거리가 아닌지 걱정하게 됩니다. 볼거리는 전염성이 강해 더 신경 쓰게 되는데요. 아이의 귀 아래쪽 턱이나 볼이 부어오른다고 무조건 볼거리라고 걱정할 필요는 없습니다. 침샘에는 볼거리 이외에도 다양한 염증성 질환 및 종양이 발생하기 때문입니다. 지금부터 침샘이 무엇이고, 어떤 병이 생기는지, 치료는 어떻게 해야 하는지에 대해 알아보겠습니다.

침샘이 뭔가요?

침(타액)은 우리 몸의 건강을 유지하는 데 매우 중요한 역할을 담당합니다. 음식을 삼키고 소화하는 윤활 역할과 음식 맛을 느끼는 데 도움을 줍니다. 또 침에는 여러 항균물질이 있어 세균을 억제하고 구강 건강을 유지해 줍니다. 그리고 침샘은 입안에서 침을 만들고 분비하는 역할을 하는 기관을 말합니다.

침샘은 크기순으로 귀밑에 있는 귀밑샘(이하선), 턱밑에 있는 턱밑샘(악하선), 혀 아래에 있는 혀밑샘, 그리고 입안과 인두에 널리 퍼져 있는 크기가 작은 침샘들로 이루어집니다. 이런 침샘에는 여러 원인으로 인해 염증과 다양한 질환이 발생할 수 있습니다.

볼거리라 불리는 이하선염은 어떤 질병인가요?

볼거리는 주로 소아와 청소년기에 발생하는 질병으로 귀밑샘이 파라믹소바이러스(볼거리 바이러스, paramyxovirus)에 감염되어 발생합니다. 유행성 이하선염이라고도 불리는데요. 감염된 사람의 기침, 재채기, 말을 할 때 튀어 나오는 비말(침과 분비물)에 포함된 바이러스를 호흡하거나 직접 접촉으로 전염될 수 있습니다.

우리나라는 볼거리 예방접종을 필수로 하고 있어 소아 청소년 약 80~90% 정도는 면역력이 형성되어 있습니다. 하지만 예방접종을 받았어도 항체 형성이 안 된 경우나, 항체가 형성되었어도 고학년으로 올라가면서 항체의 양이 적어지며 감염될 수 있습니다. 단, 과거 볼거리를 앓은 경험이 있으면 재감염은 거의 일어나지 않습니다.

볼거리는 주로 4~6세, 13~18세 사이 소아청소년에서 발생하며, 봄과 가을에 많이 발생합니다. 보통 14~18일의 잠복기가 지난 후, 귀밑샘이 붓기 1~2일 전에 전구 발열, 식욕감퇴, 피로감, 두통, 근육통, 구토 등의 증상이 나타나는데요. 일반적으로 초기에는 한쪽 귀밑샘에서 시작해 2~3일

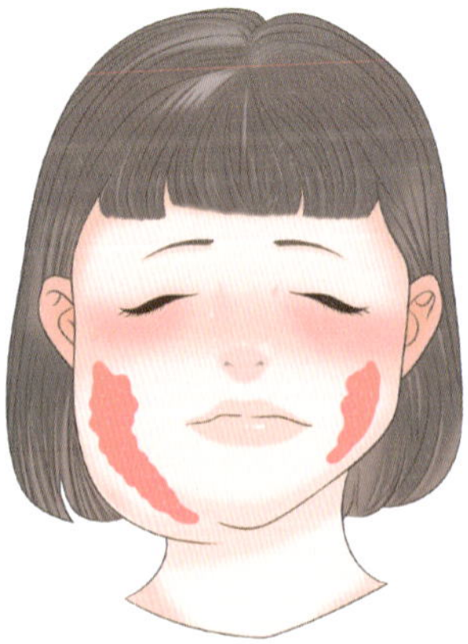

그림 5.1 우측 급성 유행성 이하선염

후 반대쪽 귀밑샘까지 붓게 됩니다. 증세는 삼사일 정도 심해지다가 열흘 이내에 호전됩니다. 열 명 중 한두 명은 한쪽 귀밑샘만 붓기도 하고, 감염자 세 명 중 한 명은 별다른 증세 없이 지나갑니다.

증상이 나타나기 3일 전부터 증상이 나타난 후 5일까지 전염력이 있으며, 초기 증상이 나타난 후 9일까지 가정에서 안정 치료가 필요합니다.

어떻게 치료해야 하나요?

우선 귀밑샘의 붓기가 가라앉기 시작할 때까지는 격리가 필요합니다. 가족에게도 전염이 될 수 있으니 집에서도 마스크를 착용하는 것이 좋습니다. 진단은 대부분 병력과 임상 증상으로 진단할 수 있고, 혈액검사에서 볼거리 바이러스 특이 IgG, IgM 항체와 침, 소변에서 바이러스를 검출하는 방법으로 진단할 수 있습니다. 간혹 급성기가 지난 후 혈액검사에서 바이러스 특이 IgM 항체가 음성으로 나올 수도 있습니다.

치료는 바이러스 감염이 원인이기 때문에 항생제를 사용하지 않습니다. 충분한 수분을 섭취하도록 하고, 얼음찜질하는 것이 도움이 되며, 일부 진통제 치료를 할 수 있습니다. 오렌지 주스처럼 침 분비를 자극하는 음식은 침샘이 더 붓고 아플 수 있어 피하는 게 좋습니다.

증세는 대부분 합병증 없이 10일 이내 치유됩니다. 하지만 드물게 뇌수막염, 갑작스러운 심한 청력저하(난청), 췌장염이 올 수 있고, 사춘기 이후에서는 고환염, 난소염 등이 올 수도 있습니다. 이때, 소아들은 물어보지 않으면 잘 표현하지 않아 후유증이 남을 수 있으니 전문의의 진료와 주의 깊은 관찰이 필요합니다.

병원균 감염에 의한 화농성 침샘염

볼거리 바이러스 이외에도 거대세포바이러스(cytomegalovirus), 인플루엔자 바이러스(influenza A virus), 콕사키 바이러스(coxsackievirus A) 등으로 화농성 침샘염이 발생할 수 있습니다.

소아에서 세균 감염에 의한 화농성 귀밑샘염은 많지 않습니다. 하지만 신생아나 당뇨병, 백혈병 등으로 면역 기능이 떨어진 경우에는 발생할 수 있으니 주의해야 합니다. 증상은 열이 나고, 한쪽 귀밑샘이 통증과 발적을 동반하면서 부어오르고, 입안을 관찰했을 때 귀밑샘관 입구에서 화농성(고름) 액체가 흘러나오는 것을 확인할 수 있습니다.

치료는 충분한 수분 공급, 침샘 마사지, 침 분비를 촉진하는 음식이나 주스를 먹게 하면서, 적절한 항생제를 처방합니다. 일반적으로 항생제를 포함한 보존적 치료만으로 치유가 됩니다. 그러나 증상이 오래가고 악화할 때는 초음파나 컴퓨터 단층 촬영으로 농(고름)을 확인하고, 농이 확인되면 절개 배농 같은 수술적 치료를 합니다.

볼거리나 화농성 침샘염은 재발하는 경우가 거의 없는데 소아에서 반복적으로 귀밑샘 염증이 생기는 질환이 있습니다. 이것을 소아 재발성 이하선염이라고 합니다.

소아 재발성 이하선염의 원인은 명확하지 않으나 침샘관이 막히거나 자가면역질환, 감염 등으로 생긴다고 알려져 있습니다. 생 후 3개월에서 16세까지 발생하며, 3세~6세 남자아이에게서 많이 나타납니다. 발병 후 1년에 1~5회 반복적으로 귀밑샘이 붓고 통증이 발생하는데요. 수일에서 길게는 2주까지 증상이 지속하다가 저절로 좋아지는 경우가 많습니다. 한쪽에 주로 발생하고, 10명 중 8명 정도는 사춘기가 되면 자연적으로 치유됩니다. 진단은 병력과 임상 증상을 통해 내릴 수 있고, 타액선 조영술이나 초음파를 통해 침샘관의 확장을 확인할 수 있습니다.

치료는 항생제가 도움이 되는 것으로 알려져 있으며, 침샘 분비를 촉진하는 음식과 귀밑샘 마사지, 온열 치료도 도움이 됩니다. 최근에는 침샘 내시경술을 통한 침샘관 이상 유무 관찰 및 세척, 침샘관 확장술이 재발 방지와 치료에 도움이 된다고 알려져 있습니다.

타석증은 어떤 질병이고 어떻게 치료하나요?

갑자기 턱밑이 붓는 이유는 침샘종양이나 임파선염, 타석증 등 여러 가지 질병에 원인이 있는데요. 그중 가장 많은 사례로 턱밑샘이나 턱밑샘관에 돌(타석)이 생기는 타석증을 들 수 있습니다.

타석증(침돌증)은 침샘이나 침샘관에 돌(타석)이 생겨 침의 통로가 막혀 발생하는 질환입니다. 대부분 만성 침샘염과 함께 나타나며, 주로 성인에서 많이 발생하지만, 소아에서도 종종 발생합니다.

정확한 원인은 아직 밝혀지지 않았는데요. 침의 정체, 침샘관 손상, 칼슘염의 침착을 유발하는 생물학적 요인 등이 원인으로 제기되고 있습니다. 귀밑샘(이하선), 혀밑샘(설하선)에서도 발생할 수 있지만 80% 정도가 턱밑샘에서 나타납니다.

환자 대부분 갑자기 턱밑이 부어올라 병원을 방문하는데요. 보통 식사 후 턱밑 부위가 부어오른 후, 시간이 지나면서 저절로 가라앉는 증상이 반복되고, 통증을 동반하기도 합니다. 이차 감염이 발생하면 목까지 심하게

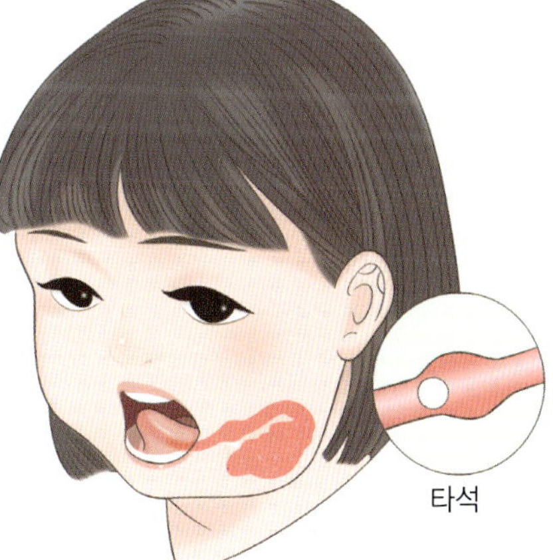

그림 5.2 좌측 턱밑샘관 타석증

부어오르고 침샘이 딱딱해질 수도 있습니다.

턱밑샘 타석증 진단은 턱밑샘관의 통로인 혀와 잇몸 사이 부분을 양손으로 촉진하는 방법으로 돌을 발견하게 되는데요. 돌이 여러 개 있을 수 있고, 침샘 안에 있으면 촉진만으로 진단이 어렵습니다. 그래서 초음파나 컴퓨터 단층 촬영으로 진단의 정확도를 높입니다.

치료는 돌 크기가 작으면 침분비를 유도해 저절로 돌이 빠져 나오게 합니다. 이때 수분을 많이 섭취하고, 소독용 구강 가글제로 구강을 청결히 하고, 오렌지 주스 같은 신 음식으로 침 분비를 유도합니다. 만약 통증이나 염증이 있으면 항생제나 진통제를 복용할 수 있습니다. 그러나 이런 보존적 치료에도 호전되지 않으면 수술로 돌을 제거합니다.

수술방법은 돌이 혀와 잇몸 사이에 잘 만져질 때는 부분마취 하에 입안으로 침샘관을 절개해 타석을 제거합니다. 돌이 침샘 안에 있으면 전신마취하에 경부 절개로 타석을 제거할 수도 있습니다. 최근에는 침샘 내시경을 이용하는 방법이 좋은 치료 효과를 보입니다.

보통 타석 제거 수술 후 약 10~18% 정도는 재발 우려가 있습니다. 100% 예방법은 없지만, 평소 구강을 청결히 유지하고 수분을 많이 섭취해 입안을 건조하지 않게 하는 것이 타석증 예방에 도움이 됩니다.

목에 물혹이 만져져요

울산대 이윤세

아이 목에 둥그런 물혹이 보이거나 만져지면 혹시 종양 같은 것이 아닌가 걱정부터 앞서게 되는데요. 아이 목에 만져지는 물혹은 대부분 악성 종양(암)이 아니라 림프절염이나 낭종, 단순한 결절 같은 양성에 해당하기 때문에 크게 걱정하지 않아도 됩니다. 물혹이 나타나는 위치에 따라 목 정중앙의 갑상설관 낭종(기형), 측면부의 새열 낭종(기형)을 비롯해, 유피낭, 림프관 기형 등이 있습니다. 지금부터 물혹의 종류와 증상, 치료 방법에 대해 알려드리겠습니다.

목 중앙부에 나타나는 갑상설관 낭종(기형)

갑상설관 낭종은 선천성 기형으로 주로 턱밑 중앙에 부드러운 물혹 형태를 보이며, 환자의 50% 정도가 10세 이하의 아이들입니다. 침을 삼키거나 혀를 내밀 때 위아래로 움직이는 특징이 있으며, 중앙에서 약간 좌우로 치우쳐져서 나타날 수도 있습니다. 선천성 기형이라고 하면 뭔가 큰 문제가 있는 것으로 생각하실 수 있지만, 이 질환에만 국한된 문제일 뿐 다른 곳의 기형을 동반하는 경우는 거의 없으니 크게 걱정하실 필요는 없습니다.

아이가 태중에 있을 때 갑상선의 원래 위치는 혀뿌리 부근에 있습니다. 7주 차에 접어들면서 갑상선이 하강을 시작하는데요. 아이가 태어날 때는 갑상선이 가슴뼈의 바로 윗부분에 위치하게 됩니다. 이렇게 하강하는 길

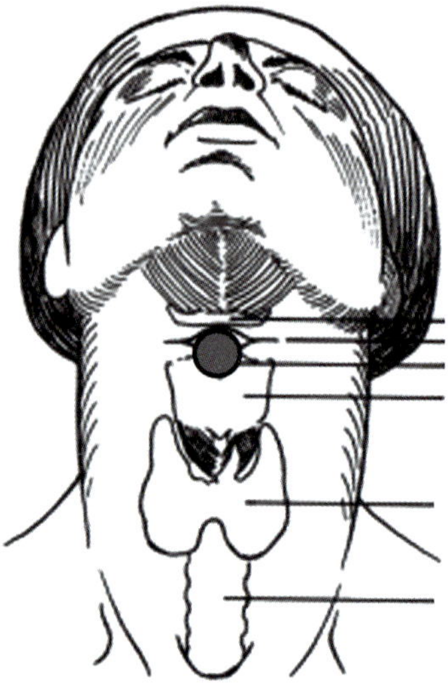

그림 6.1 갑상설관 낭종은 주로 설골과 갑상연골 사이에서 발견된다.

을 따라서 갑상선 조직이 남을 수 있는데요. 이곳에 물이 차거나 염증이 생기면 조직이 커지면서 겉으로 보일 정도의 혹이 되며, 이것을 갑상설관 낭종이라고 합니다.

턱 밑 목 중앙부에 발생하는 물혹은 대부분 갑상설관 낭종으로 의심할 수 있습니다(그림 6.1). 병원을 방문하면 침을 삼키거나 혀를 내밀 때 위아래로 움직이는지, 혹의 깊이가 얼마나 되는지 관찰하게 되며, CT나 초음파를 통해서 혹의 정확한 위치와 깊이, 성상을 확인합니다. 예전에는 바늘을 찔러서 조직검사를 하기도 했지만 CT나 초음파로 진단할 수 있으면 이러한 검사를 생략할 수 있습니다. 만일 단순 물혹이 아니라 딱딱한 성분이 있어서 다른 질환이 의심된다면 바늘로 찌르는 조직검사를 시행할 수 있습니다.

비슷한 형태의 질환으로 유피낭(피지낭종), 새열기형, 림프절염, 림프관기형, 지방종, 결핵성 림프절 등이 있는데요. 대부분 의사의 진찰과 검사로 감별할 수 있지만 드물게 수술 후에 진단이 달라지는 경우도 있습니다.

갑상설관 낭종을 제거하는 유일한 방법은 수술입니다. 하지만 무조건 수술을 해야 하는 것은 아닙니다. 겉으로 봤을 때 눈에 띌 정도로 크거나, 누공으로 고름이나 진물이 흘러나올 때, 크기가 점점 커질 때, 다른 고형 성분이 섞여 있어서 다른 질환이 의심될 때, 진단이 애매할 때 수술적 치료를 하게 됩니다. 크기가 아주 작은 혹이 초음파 검사 때 우연히 발견될 경우도 있는데, 이럴 때는 주기적인 경과 관찰도 치료 방법으로 생각할 수 있습니다.

수술할 때는 전신마취가 필요하며 설골이라는 뼈의 일부를 같이 제거해야 재발률이 낮습니다. 그래서 설골 주위에 절개선(3~4 cm)을 만들며, 흉터를 줄이기 위해 목 주름선을 따라 절개선을 만들기도 합니다. 수술 직후에는 수술 부위가 부어 음식물 삼킬 때 불편할 수 있으며, 수술 부위 감염이나 물이 차는 경우도 있으며, 이는 배농과 항생제 치료, 압박 소독을 통해 해결할 수 있습니다. 재발률은 3~5% 정도이며, 주로 수술 전에 염증이 있거나 누공이 있을 때 재발의 위험성이 높습니다.

피부 분비물이 들어 있는 유피낭

유피낭은 피부 분비물이 들어 있는 피지 낭종을 말합니다. 물혹보다는 단단한 느낌이며, 입안부터 목의 어느 부위에서나 발생하며, 피부나 입안 점막 바로 아래 위치하기 때문에 갑상설관 낭종과 차이가 있습니다(그림 6.2). 크기에 변화가 없는 경우도 있고, 천천히 커지는 경우도 있는데, 감염되면 통증이 유발되거나 내부 물질이 터지면서 악취가 나는 경우도 있습니다.

유피낭의 직접적인 원인은 피부 분비물이 밖으로 나오지 않고, 내부에 쌓이면서 발생하게 되는데, CT나 초음파로 감별진단을 꼭 해야 할 필요는 없습니다. 하지만, 다른 질환과 감별을 위해 이러한 검사를 하는 경우도 있

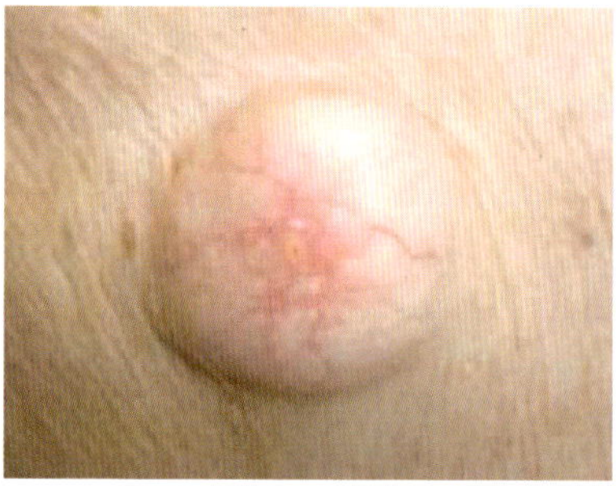

그림 6.2 유피낭은 피부 바로 아래에 위치하고 있다는 느낌

습니다. 치료는 대부분 부분 마취 후 수술로 제거하며, 입안에 발생한 경우나, 환자의 나이와 특성에 따라서 전신마취를 선택하기도 합니다.

목 외측부에 발생하는 새열기형

새열기형은 목 외측부에 발생하는 선천성 낭종으로, 갑상설관 낭종 다음으로 가장 흔하게 나타납니다. 발생 원인과 위치에 따라서 크게 4가지로 구분할 수 있는데, 2번째 형태가 흔하며 치료도 가장 잘 됩니다.

외래를 찾아오는 환자를 보면 물혹과 같은 낭종의 형태와 분비 물이 있는 누공의 형태로 존재할 수 있습니다. 감기와 같은 감염이 있을 경우 낭종이 커지고 누공에서 고름이 나올 수 있습니다.

위치에 따라서 분류를 한다면 1형은 귓볼 주위에 위치하고 있으며 가끔, 귀구멍 내부에 누공이 연결되어서 귀의 안팎으로 진물이 나오는 경우가 있습니다. 2형과 3형은 물혹의 형태로 주로 만져지며 목의 측면 중간부분에서 만져집니다. 중요한 특징은 그림 6.3에 설명된 흉쇄유돌근의 앞쪽에서 만져집니다. 4형은 주로 좌측에서 발견되며 좌측의 갑상선 부근이 부어오르면서 고름이 차는 현상이 반복적으로 일어나는 특징이 있습니다(그림 6.3).

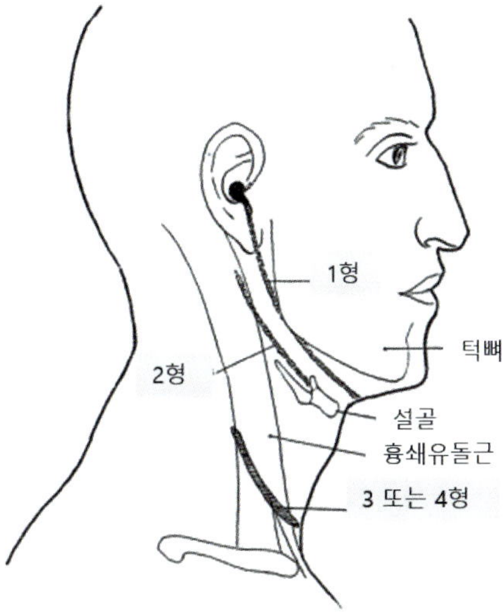

그림 6.3 목의 위치에 따라서 발생하는 새열 기형의 종류가 다름

생기는 원인은 태아의 발생기 때 새성기관이라는 조직이 모여서 나눠지고 뭉치고 하면서 아이의 하악골(턱뼈), 설골과 같이 얼굴과 목을 구성하는 구조물이 만들어집니다. 이러한 구조물이 완성되면 새성기관이 모두 막혀야 하지만 그렇지 못할 경우 새열 기형이 발생한다고 알려져 있습니다.

증상이나 누공의 위치를 보고 대부분 의심을 할 수 있으며 CT와 초음파가 진단에 큰 도움이 됩니다. 특히 4형 새열 기형은 식도 조영술을 통해서 입안이나 식도부위에서 시작되는 연결관이 있는지 확인할 수도 있습니다. 새열기형을 없애기 위해서는 수술이 필요합니다. 수술 시 발생할 수 있는 정상 구조물의 손상을 줄이기 위해 수술방법은 이비인후과 전문의와 상의하는 것이 좋습니다.

림프관 기형

우리 몸에는 혈액이 흐르는 동맥, 정맥, 모세혈관 이외에 림프액이 흐르는 림프관이 있는데, 림프관에 이상이 생겨서 림프액이 비정상적으로 고이면서 발생하는 것이 림프관 기형입니다.

림프관 기형은 대부분 2세 이하에서 발견되는데요. 목 부위의 측면에 주로 발생하지만 다른 곳에서도 발생할 수 있습니다(그림 6.4). 어떤 낭성 종양보다도 부드러운 것이 특징이며 손으로 눌렀을 때 큰 저항성이 없습니다. 외상으로 림프관 내부 출혈이나 감기 이후의 감염으로 인해 급격하게 크기가 커져서 내원하는 경우가 많으며, 혹이 커지면서 기도를 눌러 호흡곤란으로 응급실을 찾는 경우도 있습니다.

진단을 위해 CT, MRI, 초음파가 사용되는데, 림프관 내의 작은 방들의 분포와 크기를 정확히 평가할 수 있어서 가격이 비싸도 MRI를 시행하는 경우가 많습니다. 초음파는 다른 혈관성 질환과 감별하는 데 도움이 되며 치료제를 주입할 때 같이 시행하는 검사 방법입니다.

예전에는 수술적 치료를 주로 시행했는데, 최근에는 경화요법을 선호합

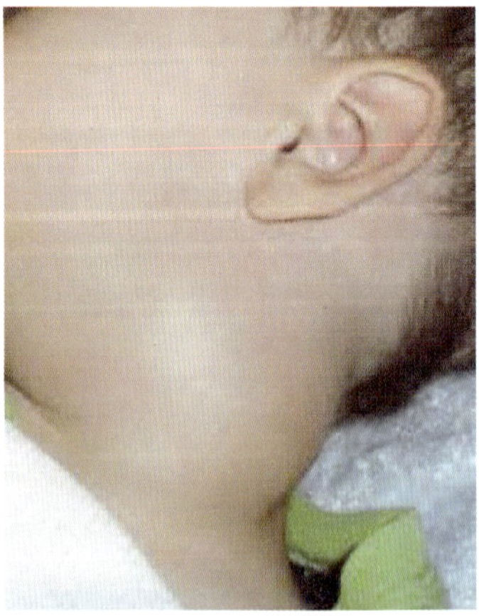

그림 6.4 왼쪽 목에 발생한 림프관 기형

니다. 경화요법이란, 초음파를 통해 낭종을 확인한 후, 낭종 내부의 물질을 뽑아내고, 그곳에 경화제를 넣어 림프관이 엉겨 붙도록 하는 치료법입니다. 하지만 내부에 방이 많고 다른 혈관 기형과 섞여 있으면 경화요법 반응률이 낮다는 단점이 있습니다. 이러한 경우에는 수술적 치료를 하는데요. 얼굴을 침범하거나 경부 내부에 깊게 자리를 잡고 있을 때도 수술적 치료를 하기도 합니다.

기타 드물지만 알아야 할 질환들

혈관종이나 정맥기형이 물혹의 형태로 발생할 수 있습니다. 목에 국한되지 않고 얼굴이나 몸의 어느 곳이나 발생할 수 있기 때문에 다른 곳에도 이상이 있는지 확인하는 것이 좋습니다. 혈관종은 보통 생후 12개월까지 크기가 커지다가 이후에 줄어들기 때문에 호흡이나 시력에 영향을 주지 않는다면 추적 관찰을 주로 합니다. 크기를 줄이기 위해서 레이저 치료, 혈압약, 스테로이드 등을 사용할 수 있습니다. 정맥기형은 림프관 기형처럼 말랑하게 만져지기 때문에 초음파나 CT를 활용해서 구분을 합니다. 치료는 림프관 기형에 사용한 경화요법을 우선 시도할 수는 있지만 수술적 치료가 더 효과적인 경우가 많습니다.

림프절염은 대부분 물혹보다는 견고한 혹처럼 만져지는 경우가 많지만 내부에 고름이 차게 되면 물혹처럼 만져지는 경우도 있습니다. 화농성 림프절염은 림프절염이 진행되어 내부에 고름이 차는 경우입니다. 목의 측면과 턱뼈 주위의 림프절에서 주로 발생합니다. 고열과 통증이 심해서 쉽게 의심할 수 있습니다. 항생제를 사용하면서 고름을 빼내는 처치를 우선 시행합니다. 소아에서 드물게 발생하는 결핵이 원인일 경우에는 통증이 없을 수도 있습니다. 이런 경우 항결핵제를 사용하고 반응에 따라서 고름을 빼내기 위한 처치를 시행할 수 있습니다.

아이 목의 물혹, 이렇게 대처하세요

소아의 낭성 질환은 대부분 선천성입니다. 대부분 수술적 치료가 필요하지만, 크기가 작고, 커지지 않고, 염증 등의 문제를 일으키지 않는다면 주기적인 검사와 관찰 치료도 가능합니다. 혹시 암이 아닌지 걱정하시는 부모님들도 많은데요. 목의 낭성 질환은 빈도가 극히 낮기 때문에 처음부터 걱정할 필요는 없습니다. 만일 낭성 질환의 의심이 되면 이비인후과를 방문해 전문의와 상담하는 것이 중요합니다.

목에서 임파선(림프절)이 만져져요

성균관대 이상혁

아이 턱 밑 양쪽이 볼록하게 부어 올라 있어요?
흔히 목이나 겨드랑이에서 작고 동그란 덩어리가 만져지면 임파선이 부었다고 하는데요. 임파선은 일본식 표현으로 바른 표현은 림프절입니다. 투명한 액체로 이루어진 림프는 몸의 동맥혈에 포함되어 있어, 몸을 순환하면서 청소부 역할을 합니다. 청소를 마친 림프는 정맥으로 가지 않고 림프액만 모이는 림프관을 통해 빠져나가게 되는데요. 림프관이 모여 버스터미널 같은 장소를 형성하는데, 바로 이것이 림프절입니다. 일반적으로 목에 무언가 만져지는 흔한 질환이지만 그 종류와 원인도 다양합니다. 지금부터 림프절염(임파선염)의 진단과 치료법에 대해 알아보겠습니다.

림프절염이 뭔가요?

림프절염은 말 그대로 림프절에 생긴 염증입니다. 목의 림프절은 보통 2~3세 정도부터 만져지며 5~6세에 가장 잘 만져집니다. 이 시기가 림프조직과 림프절 등 면역계가 왕성히 발달하는 시기이기 때문입니다. 이때, 목에서 림프절이 만져져도 발열이나 통증이 없다면 정상적인 소견으로 걱정하지 않으셔도 됩니다. 크기도 다양해서 1 cm 조금 넘는 림프절이 만져져도 역시 발열 등 다른 증상이 보이지 않는다면 안심하셔도 됩니다.

각 림프절의 위치

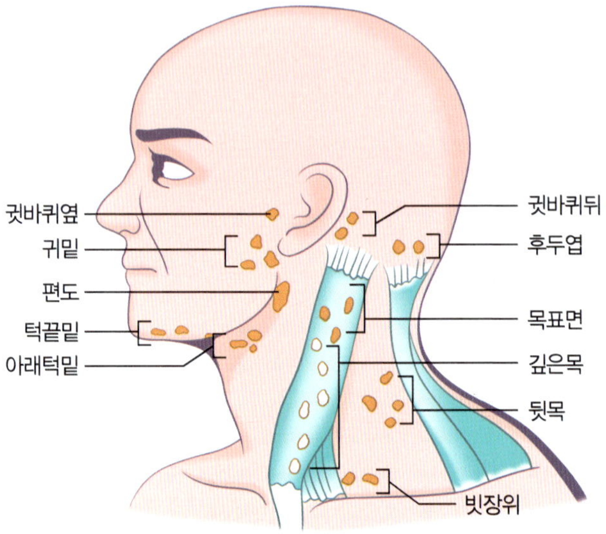

그림 7.1 얼굴과 목에는 수없이 많은 림프절이 있으며, 위치에 따라서 이름이 있고 크기도 조금씩은 다릅니다.

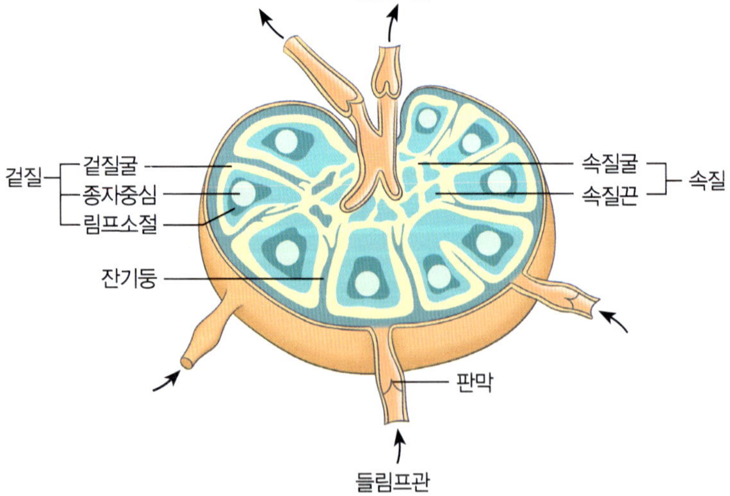

그림 7.2 들림프관을 통해 림프액이 림프절 안으로 모이면 청소를 마친 후 다시 날림프관으로 깨끗한 림프액이 나가게 됩니다.

가장 많은 경우가 단순 림프절염 때문입니다

림프절이 부어서 병원에 갈 경우 대부분 감기처럼 지나가는 단순 림프절염 때문입니다. 일반적으로 경부(목 부분)에 발생하며 얼굴이나 입안에도 발생할 수 있지만 흔하지는 않습니다. 열이나 몸살 같은 증상과 함께, 눌렀을 때 아픈 동그란 덩어리가 새롭게 만져질 때 의심해 볼 수 있습니다.

림프절염의 종류는 매우 다양한데, 다른 림프절염도 초기증상은 단순 림프절염처럼 나타날 수 있습니다. 치료는 불편한 증상을 줄이는 약물을 복용하며, 증상에 따라서 항생제를 사용할 수 있습니다. 2주 이상 약물을 복용해도 호전되거나 덩어리가 줄지 않으면 결핵성 림프절염 등 다른 질환도 고려해야 합니다.

결핵성 림프절염은 결핵약으로 치료합니다

흔히 결핵이라고 하면 폐결핵을 떠올리는데요. 결핵은 폐에만 감염되는 질환이 아닙니다. 몸 어디에서든지 감염될 수 있으며, 장 결핵, 뇌 결핵 등 다양한 질환을 일으킬 수 있습니다.

결핵균은 항생제에 반응하지 않기 때문에 반드시 결핵약으로 치료해야 합니다. 따라서 항생제에 듣지 않는 림프절염이 있을 때는 결핵성 림프절염을 의심해 볼 수 있습니다. 소아에서는 드물게 나타나며, 주로 20~30대 젊은 여성에 나타납니다.

결핵성 림프절염의 특징은 목의 림프절만 붓고 다른 증상이 나타나지 않는 경우가 많습니다. 그래서 증세가 나타나도 환자들이 병원을 찾지 않게 됩니다. 증세가 나타난 후 병원을 찾기까지 길게는 6개월까지 걸리는 경우도 있는데요. 특히 병원을 찾은 환자 중 발열이나 오한 같은 급성기 증상이 나타나는 경우는 약 40% 미만입니다. 시간이 지날수록 림프절 안의 죽은 세포들이 모여 농양을 형성하게 되며, 경부 CT 혹은 초음파에 림프절이 커져 있고, 농양이 보인다면 결핵성 림프절염으로 의심할 수 있습니다.

폐결핵이 있었던 환자에게서 림프절로 전이되어 재발하는 경우도 있지만 타인에게서 폐나 구강을 통해 전염되기도 합니다. 그나마 다행스러운 점은 결핵균이 림프절 안에만 머무르기 때문에 폐결핵처럼 전염력이 높지는 않다는 점입니다.

결핵성 림프절염의 진단에는 여러 가지 검사 방법이 사용되지만, 조직검사가 가장 정확한 것으로 알려져 있습니다. 조직검사를 하려면 수술을 통해 림프절을 떼어내어야 하는데요. 림프절 일부를 주사기로 빼내는 미세침 흡인 세포검사를 이용해 중합 효소 연쇄반응이나 결핵균 배양 방식으로 확인할 수 있습니다.

치료는 가장 먼저 발생한 부위와 관계없이 모두 약물치료가 중요합니다. 결핵 약제를 6개월 이상 복용해야 하고 필요하다면 농양이 차 있는 림프절을 절개해 농양을 빼내고 매일 소독도 해주어야 합니다. 재발률은 약 20% 정도로 적지 않은 편입니다.

기쿠치병(Kikuchi's disease, 아급성 괴사성 림프절염)

기쿠치병은 단순 림프절염과 비슷한데요. 동양의 젊은 성인 여성에 주로 나타나며, 서양에서는 비교적 드물게 보고되고 있습니다. 목의 림프절 비대와 발열이 가장 흔한 증상입니다. 몸살, 관절통, 체중감소, 무력감 등 다양한 전신 증상이 나타날 수 있지만, 시간이 지나면 저절로 호전됩니다.

목 부위 CT나 초음파에서는 크기가 커진 여러 개의 림프절이 관찰되는 소견을 보입니다. 하지만 확진은 조직검사를 통해서만 가능합니다. 또한, 전신성 루푸스와 비슷한 양상을 보이기 때문에 혈액검사를 통해 자가면역질환을 배제해야 합니다.

저절로 좋아지기 때문에 별도 치료는 필요 없으며, 통증은 비스테로이드성 진통제를 사용해 다스립니다.

전염성 단핵구증

전염성 단핵구증은 주로 젊은 성인에게 나타납니다. 고열, 전신 피로, 편도가 붓고 하얀 막이 점처럼 여러 개 보이는 증세를 보이며(그림 7.3), 심할 경우 간과 비장까지 침범해 황달을 동반하기도 합니다.

전염성 단핵구증의 가장 큰 원인은 엡스타인바 바이러스(Epstein-Barr virus, EBV)입니다. 일반적으로 키스 병이라고도 불리는데, 주요 전염경로가 경구 접촉으로 이루어지기 때문입니다. 진단은 바이러스 항체검사를 시행하는데요, 검사결과가 나오는 데 걸리는 일주일 정도 기간과 상태가 호전되는 기간이 비슷해 검사 효용성은 떨어지는 편입니다. 하지만 정확한 결과를 확인하기 위해 검사를 권유하고 있습니다. 치료는 휴식과 수액공급 등 대증적 치료입니다.

주의 깊게 보아야 할 상황으로는 간과 비장의 합병증으로 황달이 있거나, 편도가 심하게 부어 호흡에 문제가 있을 때입니다.

악성 종양

심장을 제외하고 우리 몸 어디에나 암(악성종양)이 발생할 수 있습니다.

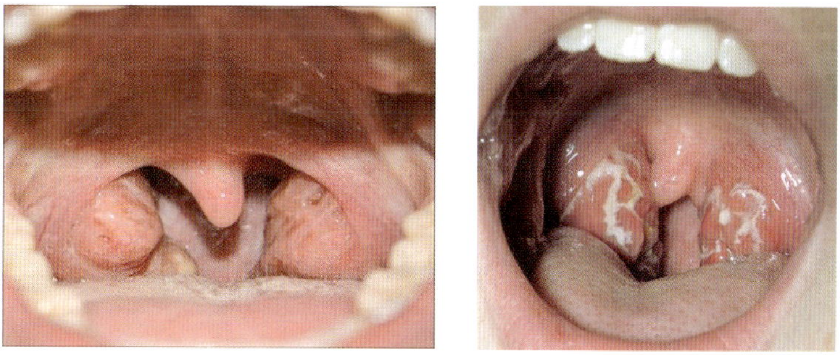

그림 7.3 일반적인 편도선염(좌)과 전염성 단핵구증(우). 좌측은 편도의 비대와 발적이 관찰되지만 우측에서는 편도 사이에 하얀 점상의 막이 끼어있는 모습을 관찰할 수 있습니다.

림프절도 예외는 아닙니다. 하지만 림프절의 특성상 림프절 자체에서 발생한다기보다 다른 부위에서 생긴 암이 림프절로 전이된다고 보는 것이 맞습니다.

악성 종양의 림프절전이로 내원하는 환자 대다수는 통증이나 다른 증상 없이, 수개월 동안 림프절의 크기가 커지고 단단해져서 오게 됩니다. 이런 경우 세침흡인검사를 통해 조직검사를 하고 악성종양으로 판정되면 CT, MRI, PET-CT 등 추가적인 검사로 암이 처음 발생한 부위를 찾아야 합니다.

원발부위(후두암, 편도암, 침샘암 등등)를 찾았다면 림프절전이가 있는 것이고, 찾지 못했다면 '원발부위 불명암'으로 진단합니다. 원발부위를 찾아 제거했을 때 예후가 더 좋을 것 같지만 실제로는 원발부위를 찾지 못했을 때 예후가 더 좋은 것으로 알려져 있습니다. 두 경우 모두 수술적 치료를 해야 하고 이후 항암 방사선치료가 동반되어야 합니다.

악성 림프종

악성 림프종은 이비인후과에서 치료하는 질환은 아니지만, 목의 림프절이 부어서 오는 경우가 종종 있기 때문에 항상 염두에 두어야 합니다.

다만 이비인후과에서 보는 림프절염과 다른 점이 있는데요. 첫째, 진단 6개월 전 특별한 이유 없이 체중이 10% 감소하거나, 둘째, 특별한 원인 없이 열이 38도 이상 지속하고, 셋째, 잘 때 옷이 흠뻑 젖을 정도의 발한이 동반되는 증세가 나타납니다.

확진은 조직검사를 통해서 할 수 있고 대부분은 세침흡인검사를 통해서 시행합니다. 필요에 따라서는 이비인후과에서 림프절을 직접 떼어내서 수술적 조직검사를 하기도 합니다.

이비인후과 의사가 들려주는

우리아이 **귀, 코, 목**

예방접종 바로 알기

미래이비인후과 신광철

우리 아이, 예방접종에 대해 꼭 알아야 할 것들

예방접종과 흔한 오해

몇 살 때 어떤 접종을 마쳐야 하나?

예방접종, 바로 알고 제대로 맞기(FAQ)

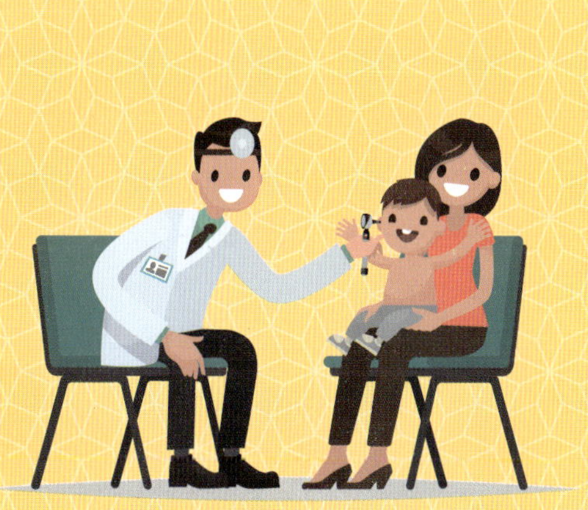

I. 우리 아이, 예방접종에 대해 꼭 알아야 할 것들

예방접종은 왜 할까요?

티 없이 순수한 아기들을 보고 있으면 그 모습에 절로 넋을 놓게 되는데요. 아기들의 순진무구함은 겉모습뿐 아니라 몸의 면역체계도 마찬가지입니다. 수많은 병균이 거쳐 가지 않은 깨끗한 몸이기에 아무것도 그려지지 않은 순백의 도화지와 같습니다.

그런 아기들이 병균과 싸우면서 스스로 면역을 획득하는 과정은 학생들이 어려운 학업을 따라가면서 지식을 습득해 나가는 모습이나 치열한 경쟁 속에 살아남기 위해 고군분투해야 하는 사회 생활과 닮았습니다. 생존을 위해 사투를 벌이며 적응 방법을 찾아내는 투쟁의 과정인 것입니다.

오랜 세월 병균과 전쟁을 치르는 동안 사람들은 수많은 희생자를 내야 했습니다. 생명이라는 값비싼 대가를 치르며 병균과의 전쟁에서 사람들도 획기적인 대응책을 만들어 낼 수 있었습니다. 바로 예방접종입니다. 예방접종이 없던 시절에는 오늘날 거의 잊혀 가는 영유아접종에 포함된 많은 질환에 사람들이 심각한 피해를 봐야 했습니다. 그러나 예방접종이라는 대응책을 찾아내면서 과거의 악몽에서 벗어날 수 있었습니다. 우리 아이들에게 직접적인 질병 경험이 아니라, 질병 메모리 수첩에 간접적이고 안전한 대응과 풀이과정을 하나씩 선사하는 선택 받은 시대를 살 수 있게 된 것입니다.

예방접종은 얼마나 효과가 있나요?

예방접종을 하면 관련된 질병은 모두 걸리지 않을 것으로 생각하는데요. 하지만 과연 그럴까요?

백신은 백신마다 효능과 효과가 다릅니다. 독감백신을 예로 들면 백신 균주와 그해에 도는 독감의 유행 바이러스 항원성이 일치하더라도 정상 성인의 예방 효과는 70~90%를 차지합니다. 영유아는 대략 50%의 예방 효과를 보입니다. 만일 유행 균주와 백신 균주가 일치하지 않으면 그 효과는 장담할 수 없으며, 대규모 유행 시기에는 백신 효과가 기대에 미치지 못하기도 합니다.

이와는 반대로 홍역 같은 백신은 2회 접종으로 방어면역 획득률이 99%에 달하기도 합니다. 이처럼 백신 효능과 효과는 제각각 다르지만, 두려움을 주는 심각한 전염병으로부터 가족 그리고 사회를 보호하는 측면에서 이를 대신하거나 따라올 만한 예방체계가 없는 것이 사실입니다. 백신 효능이 본인 생각보다 떨어진다고 생각하는 사람들도 있지만, 접종하지 않았다면 그마저도 기대할 수 없기 때문에 접종을 하는 것은 중요합니다.

개별적인 백신 효능과 효과는 물론, 백신을 이야기할 때 집단면역 이야기를 하지 않을 수 없는데요. 백신 접종률이 높은 집단에 소속된 경우는 그렇지 않은 집단의 개인에 비해 높은 질병 방어능력을 갖추게 됩니다. 이런 내용을 집단면역이라고 하는데요. 즉, 현재 국내에서 시행하는 영유아와 소아의 국가 예방접종을 놓고 보았을 때, 현재의 높은 예방 접종률은 사회를 더 안전하게 보호하는 장치를 제공한다는 점에서 고무적입니다.

때로는 남들이 다 맞을 때 '나 하나쯤 안 맞아도 괜찮겠지'라는 생각으로 무임승차하려는 분도 있을 수 있습니다. 그래서는 안 되겠지만, 이런 분들이 많아지면 전염병 위험이 쓰나미 오듯이 밀려왔던 과거 역사의 공포를 반복할 수도 있습니다. 이런 잘못을 다시 되풀이하지 않기 위해 무임승차하는 일은 없어야 합니다. 또한, 일부 접종은 집단면역이 발생하지 않는다는 점을 고려해 꼼꼼한 방어체계를 만들어 놓아야 합니다.

예방접종에는 어떤 종류가 있나요?

예방접종은 여러 가지 방식으로 분류하지만, 크게 나누면 '약독화 생백신'과 '불활성화 백신'으로 구분할 수 있습니다. 약독화 생백신은 말 그대로 살아있는 균주에서 병원성을 제거해 코마 상태로 만들어 몸에 넣는 것을 말하며, 불활성화 백신은 균주의 일부 조각을 넣는 것을 이야기합니다. 약독화 생백신의 대표적인 것들에는 BCG, 홍역-유행성이하선염-풍진(MMR) 백신, 수두 등이 있고, 불활성화 백신의 대표적인 것들에는 A형간염, B형간염, 디프테리아-파상풍-백일해(DTaP) 백신, 폐구균백신 등이 있습니다.

약독화 생백신은 병원균이 체내에 들어와 증식하면서 병원성을 나타내는 과정에 면역력을 획득하는 방식을 택합니다. 다만, 여러 가지 처리로 질병을 유발하지 않게 합니다. 이렇게 하면 실제로 질병을 앓는 것과 유사한 반응을 나타내기에 항체생성률도 높고, 기억도 오래가 효율적입니다. 다만 살아있는 균체를 넣기 때문에 아이의 면역체계가 위험한 상태이거나, 수혈이나 면역글로불린 등 면역제제를 투약받고 있다면 접종할 수 없는 단점이 있습니다. 또한, 아이들의 체내 항체 양에 따라서 민감하게 반응하고 백신 보관에도 더 철저해야 하는 단점이 존재합니다.

이와는 달리 불활성화 백신은 과거에 '사백신'이라고 불렸던 것처럼 완전히 죽은 균주를 통째로 집어넣거나, 일부 조각을 잘라서 넣기도 하고, 독소만 뽑아서 넣기도 하는데요. 불활성화 백신은 체내에서 증식하지 않기 때문에 백신 균주로 인한 감염 위험이 없습니다. 따라서 면역억제제를 투약하고 있거나, 면역저하자에게도 투여할 수 있다는 장점이 있습니다. 다만, 면역 기억이 오래가지 않고, 항체를 만들어 내는 능력이 약독화 생백신보다 떨어지는 단점이 있습니다. 그래서 반복적으로 여러 번 맞아야 하기도 합니다.

간혹 독감 접종을 맞고 나면 독감을 약하게 앓고 넘어가는 것 같다는 분들을 많이 만나게 되는데요. 이는 기분상의 문제입니다. 2015년 이전에 국내에 있었던 약독화 생백신을 제외하면 국내 독감백신은 모두 불활성화 백신이기 때문입니다. 실제로는 질병을 약하게 앓는 것이 아니라 면역반응을 만드는 염증을 살짝 경험하는 것입니다. 이 과정을 다시 설명하면, 접종을 통해서 외부의 이상한 물질이 몸 안으로 들어오게 되고, 접종 부위를 중심으로 수많은 면역세포가 몰려들면서 염증 반응을 경험하게 됩니다. 이런 국소반응이 가벼운 감기처럼 느껴지는 것이지 실제 질병을 앓는 것은 아닙니다. 오히려 국소반응이 있다는 것은 항체생성에 유리하다는 방증이 될 수도 있습니다.

'블레이드'나 '감기' 같은 영화에서 보면 혈청을 구해서 본인이나 타인에게 넣어주는 장면이 나오는데요. 이는 타인에게서 만들어진 항체를 이용해 질병을 예방하는 것으로 '수동면역'이라고 합니다. 태반을 통해 엄마의 항체를 이어받은 신생아들이 태어난 후 약 5개월에서 6개월까지 전염병에 잘 걸리지 않는 것과 같은 이치입니다. 수동면역은 오래가는 경우에는 1년까지도 갈 수는 있지만, 체내에 머무르다가 어느 순간 항체가 소실되면 그 운명을 다하게 됩니다.

백신은 '능동면역'이라고 하는데요. 특수 처리한 균주를 신체에 넣어줌으로써 체내에서 항체 생성 능력을 익히도록 하는 방식입니다. 예를 들면, 물고기를 직접 잡아주는 방식을 수동면역이라고 하며, 물고기 잡는 방법을 알려주는 방식을 능동면역이라고 하는 것입니다.

예방접종, 어디로 가서 하면 될까요?

현재 대한민국은 어린이 국가 예방접종 지원사업을 하고 있습니다. 만 12세 이하 어린이의 기본 예방접종 관련 비용을 전액 국가에서 지원하고 있습니다. 예전에는 힘들게 보건소를 찾아가야 했던 시절도 있었지만, 지금은 동네 지정의료기관을 방문해 손쉽게 모든 예방접종을 할 수 있습니다.

어린이 국가 예방접종을 하는 의료기관을 찾는 방법도 간단합니다. 평소 다니던 의료기관이 국가 예방접종 지원사업에 등록되어 있다면 그대로 이용하시면 됩니다. 만일 등록되지 않았다면, 인터넷으로 '예방접종 도우미' 사이트를 검색하거나, 스마트기기에 예방접종 도우미 앱을 설치해 이용하면 됩니다. 예방접종 도우미 사이트나 앱을 이용해 회원으로 가입하면 의료기관을 찾는 것뿐만 아니라 아이의 예방접종 내역을 확인할 수 있습니다. 입학 시에 필요한 증명서 발급에도 도움이 됩니다. 만일 아이가 외국 학교에 다니게 됐다면, 그때도 간편하게 영문접종내역을 확인하고 관련 서류를 받을 수 있습니다. 예방접종에 대한 각종 자료도 검색할 수 있는데요. 평소 궁금한 부분이 있었다면 이곳을 통해 정확한 답변을 확인하실 수 있을 것입니다.

'예방접종 도우미' 이용 팁에 대해 다시 한번 알려드리겠습니다. 우선 예방접종 도우미를 방문했다면 살고 있는 지역에 필요한 접종을 검색하면 의료기관이 나옵니다. 그 중 선택한 의료기관을 방문해 접종하면 됩니다. 이때 보호자의 연락처를 등록해 놓으면 예방접종이 필요한 날짜에 알림 문자 서비스를 받을 수 있습니다.

2017년에 제공한 무료접종은 총 17종에 달하며, 여기에 빠진 백신은 소수에 불과합니다. 예전에는 아이에게 필요한 예방접종을 모두 하려면 가계부담도 컸습니다. 하지만 지금은 예방접종은 물론 전문의의 진찰과 상담까지 무료로 받을 수 있습니다.

예방접종은 언제 하러 가면 될까요?

국가 예방접종 지원사업의 정기 예방접종 사전 알림 신청을 해 놓았다면 알림에 따라서 의료기관을 방문해 접종하면 됩니다. 해당 날짜가 되었고, 아이의 상태가 좋다면 맞으러 가면 됩니다.

이때, 반드시 지정된 날짜를 지켜야 하는 것은 아닙니다. 아이가 현재 고열이 나거나 면역학적으로 문제가 있다면 예방접종 날짜를 뒤로 미루는 것이 좋습니다. 예방접종 날짜는 조금 늦어진다고 해도 큰 문제는 없기 때문에 아이 상태가 좋을 때 접종하면 됩니다.

드물지만 예방접종 이후 알레르기 반응이 생기기도 하고, 맞은 부위가 많이 부어 오르거나, 열이 날 수도 있습니다. 그래서 될 수 있다면 오전에 접종할 것을 권합니다. 오후 늦은 시간에 접종한 후 문제가 발생했을 때, 해당 의료기관이 진료를 마친 상태여서 문의가 어려울 수 있기 때문입니다.

그렇다고 아이 상태가 아주 좋을 때만 기다려야 할 필요는 없습니다. 단순 축농증이나 중이염 등으로 약을 먹고 있다고 예방접종을 한없이 미루는 사례를 가끔 만나게 되는데요. 이런 경우 보호자의 개인적인 판단만으로 접종을 미루지는 말아야 합니다. 예방접종을 하면 안 될 금기 사항이나, 건강에 심각한 이상이 발생한 경우가 아니라면 문제가 없기 때문입니다. 담당 의사와 상의해 특별한 이상이 없다면 안심하고 접종하면 됩니다.

예방접종하러 갈 때 어떤 준비를 해야 하나요?

지금은 예방접종 도우미를 이용해 아이의 접종내역이 기록되고 관리되고 있지만, 예방접종 수첩을 가지고 갈 것을 추천합니다. 그리고 아이 상태가 나쁘지 않고, 해당 날짜가 되었다면 병원 방문에 필요한 외출준비를 하면 됩니다. 접종 후 목욕에 대한 부담을 덜고 싶다면 접종하기 전에 아이를 씻겨서 데려가도 좋습니다. 혹시 모를 감기 등을 예방하기 위해 깨끗한 옷을 입히고 여분의 옷가지와 기저귀 등을 준비하는 것도 좋은 방법입니다. 접종 후에도 병원 내에 머무르는 시간이 있으니 아이 먹을 것을 준비해 가는 것도 좋습니다. 하지만 접종 전후로 너무 많이 먹으면 아이가 토할 수도 있고, 접종과 더불어 아이가 울다가 음식물이 기도로 흡인될 위험성이 있다는 점을 잊지 말아야 합니다. 그렇기 때문에 분유 등 음식물을 배고프지 않을 만큼만 챙기면 됩니다. 또 한가지, 아이를 키우면서 궁금한 의료상의 질문이 있다면 미리 정리해 두었다가 진료 시간에 물어보도록 합니다.

예방접종에 있어 꼭 기억해야 할 점이 있습니다. 이전에 접종하고 난 후 문제가 있었다면 반드시 의료진에게 사전에 이야기해야 한다는 사실입니다. 드물지만 백신 알레르기 반응이 심하게 있었다든지, 가족 중에서 같은 접종에 심각한 과민반응이 있었다든지 하는 문제입니다. 이전에 맞은 부위에 심한 부종이나, 고열, 정신이 혼미해지는 증상이나, 경기를 했다면 이 또한 접종 전에 이야기해야 합니다. 음식물 등에 대한 알레르기 여부도 미리 알려주면 안전한 예방접종에 큰 도움이 됩니다. 일부 백신에 달걀 흰자나 젤라틴(한천)이 들어 있는 경우가 있기 때문입니다.

접종할 때는 대부분 아이를 가장 잘 아는 보호자가 데려오는 데요. 만약 그렇지 않다면 아이의 상태와 접종내역, 예정내역을 메모로 정리해 함께 보내주시면 좋습니다.

예방접종, 하나씩 맞는 게 좋을까요? 여러 가지를 한 번에 맞는 게 좋을까요?

예방접종을 하기 위해 아이를 데리고 방문한 부모님들이 가장 많이 하는 고민 중 하나인데요. 결론부터 이야기하면 동시에 같이 맞지 못할 백신은 몇 가지 예외적인 경우를 제외하고는 없다는 사실입니다. 오히려 접종을 나누어서 하다 보면 아이에게 주사의 공포만 더하게 될 수 있습니다. 한 번에 다 맞는 것이 아이의 정신적 스트레스를 줄여준다는 보고도 많으며, 아이 상태가 좋다면 같은 날 동시에 접종할 것을 추천합니다.

최근에는 여러 가지 접종을 한 대로 묶은 혼합백신이 많이 개발이 되었는데요. 디프테리아-백일해-파상풍과 소아마비 혼합백신에 B형 헤모필루스 인플루엔자 백신을 혼합한 접종이 2017년 6월부터 어린이 국가예방접종 무료사업에 추가되어 접종 주사 수를 줄이게 되었습니다.

동시 접종이 안 되는 예외적인 경우도 있는데요. 대표적 예로 13가 폐구균접종과 수막구균, 수두접종과 두창(천연두)접종이 있습니다. 그렇다고 보호자가 이런 내용을 기억하고 있을 이유는 없습니다. 의료진이 꼼꼼히 확인해서 동시 접종하지 않기 때문입니다.

다만, 약독화 생백신이라고 살아있는 생균은 동시 접종하지 않으면 한 달 간격을 띄워야 하는 문제가 있어 동시 접종을 권장하고 있습니다. 만일 여의치 않다면 접종 간격을 잘 살펴서 접종해야 하는데요. 이런 불편과 혹시 모를 접종 누락을 막으려면 동시 접종이 바람직합니다.

예방접종을 하고 난 후 무엇을 하면 될까요?

예방접종을 하고 난 후 접종 부위를 열심히 문지르는 분들이 있는데요. 굳이 문지르지 않고 놔두는 편이 더 좋습니다. 주삿 바늘로 찌른 부위에 약간의 피가 날 때도 알코올 솜으로 지그시 눌러주는 것만으로 충분합니다. 다만, 너무 아픔을 호소할 때는 접종 부위 주변을 중간 정도로 쓰다듬듯 문지르면 도움이 됩니다.

접종 후에 반창고를 붙여주는 경우도 많은데요. 이는 접종 부위의 감염을 막으려는 것이 아니라 옷에 피가 묻지 않도록 하는 것입니다. 만일 접종하고 난 후 아이가 아파하는 것이 걱정된다면 모유 수유를 해주거나 단 음료를 조금 주면 통증 완화에 도움이 된다고 합니다.

접종 후에 목욕을 언제 시켜야 하는지 궁금해하는 부모님이 많습니다. 이는 접종 부위에 물이 닿으면 염증이 생길까 걱정하기 때문인데요. 가벼운 목욕은 크게 걱정하지 않고 시키셔도 됩니다. 우리 몸의 피부는 가는 주삿바늘이 들어갔다가 나오는 동시에 바로 수축하면서 외부와 인체 내부를 차단합니다. 그렇기 때문에 외부의 병균이 주삿바늘 찌른 경로를 타고 감염될 것을 우려하지 않아도 됩니다. 다만, 접종 후에는 아이들이 피곤하지 않도록 해 주는 것이 중요하며, 집에서 감기에 걸리지 않을 정도로 간단히 씻겨주면 됩니다.

예방접종 후 주의사항과 부작용은 어떤 것이 있나요?

가장 중요한 점은 접종 후 바로 밖으로 나가지 말고 의료기관에서 잠시 대기해야 한다는 사실입니다. 매우 드물지만, 예방접종 후 알레르기 반응이 나타날 수 있기 때문인데요. 그중에서도 아주 심각한 반응을 동반하는 아나필락시스를 주의해야 합니다. 대부분은 접종하고 20~30분 이내에 나타나는데요. 바쁘더라도 이 시간만큼은 의료기관에서 아이를 살피며 혹시 모를 이상 여부를 관찰할 필요가 있습니다.

예방접종의 이상 반응 사례는 그다지 많지는 않은데요. 그래도 그중에서 가장 흔하게 나타나는 이상 반응은 접종 부위에 부종이 생기거나 열이 날 수도 있다는 것입니다.

이 경우에도 39도에서 40도 이상 고열을 동반하지 않는다면 시중에서 파는 해열제를 먹이면 쉽게 호전 반응이 나타납니다. 만일, 해열제를 복용하고도 지속해서 고열을 보이거나 의식에 변화가 있다면 의료기관을 다시 방문해야 합니다.

접종 부위가 부어 오르는 현상도 대부분 정상적인 면역반응의 하나입니다. 만일 심하게 붓는다면 얼음찜질도 하나의 방안입니다. 그러나 전신적인 발진이나 눈의 충혈 등이 생긴다면 다시 의료기관을 방문해서 정확한 상태를 확인하도록 합니다.

이 외에도 접종 별로 발생할 수 있는 특이한 이상 반응이 있을 수는 있습니다. 물론 매우 드물지만 말입니다. 그런 드문 이상 반응들에 대해서도 국가 차원에서 백신 안전을 위해 사전 · 사후 검증을 하고 있습니다. 정부에서 의료 인력에 대해 지속적인 백신 교육을 진행하고 있으며, 혹시 모를 이상반응에 대해 확인과 보상제도를 운영하고 있으니, 안내에 따라 안심하고 접종하시면 됩니다.

외국에 가야 하는데 어떻게 하면 될까요?

첫째, 서류에 문제가 있을 수 있습니다. 학교에 들어가려면 접종내역을 양식에 맞춰 제출해야 하는데요. 예방접종 도우미에 가입이 되어 있다면, 민원24에 신청한 후, 보건소에서 영문 예방접종 증명서를 받으면 됩니다.

이때, 예방접종 증명서를 발급받기 전에 반드시 아이의 접종 내역에 누락이 있거나 맞지 않은 접종이 있는지 확인해야 합니다. 접종 내역이 빠졌다면 해당 의료기관에 연락해서 입력하도록 하고, 접종을 받지 않았다면 접종을 완료하고 내역을 기재한 뒤에 다시 발급받아야 합니다.

그리고 상당수 국가에서 수막구균을 기본접종으로 하고 있어 접종 내역을 요구하는 경우가 많은데요. 현재 대한민국에서는 기본접종이 아니라 기타 예방접종으로 분류되어 있고, 한 번 접종하는 데 많은 비용이 들기 때문에 안 하는 경우가 많습니다. 만약 안 했다면 접종을 추가하고 접종내역을 받아야 합니다.

둘째, 방문 국가의 주된 전염병을 확인해야 합니다. 관련 정보는 질병관리본부 해외여행 질병정보센터(travelinfo.cdc.go.kr)로 들어가 해당 국가를 찾아 검색하면 얻을 수 있습니다. 혹시 이것도 어렵다면 예방접종 도우미 사이트 옆 배너에서 해당 국가의 전염병 분포와 예방 내용을 얻을 수 있습니다.

대표적인 경우들을 나열하자면 다음과 같습니다. 만약 유럽, 북아메리카, 오세아니아나 중동지역으로 이민을 가거나 기숙학교로 가는 경우라면 가까운 의료기관에 문의해서 수막구균을 접종할 것을 권유합니다. 동남아 국가나 중국으로 간다면 A형 간염 접종이 제대로 되어 있는지 확인하고 안 되어 있다면 접종하실 것을 적극적으로 권유합니다. 아프리카나 남아메리카를 방문할 계획이라면 최소 10일 전에 황열 예방접종을 하도록 합니다.

이 지역의 상당수 국가는 입국 시에 황열예방접종 증명서를 요구하는 경우가 있습니다. 황열접종은 가까운 일선 의료기관에 준비되어 있지 않고, 질병관리본부 홈페이지를 통해서 접종이 가능한 곳을 확인한 뒤에 접종해야 합니다. 2017년 현재, 전국 13개 국립검역소와 국립중앙의료원을 포함한 26개 국제공인 예방접종 지정기관에서만 접종이 가능하기 때문인데요. 미리 확인하고 접종한 뒤에 필요하다면 증명서를 발급받아야 합니다.

II. 예방접종과 흔한 오해

예방접종을 하면 자폐아가 된다?

결론부터 이야기하자면 잘못된 정보입니다. 이 이야기는 1998년 영국 소화기 의사인 앤드류 웨이크필드가 '자폐아 12명을 조사한 결과 이 중 8명에서 홍역－유행성이하선염－풍진 혼합백신인 MMR을 맞고 2주 안에 자폐증 증상을 보였다'고 란셋(Lancet)지에 보고한 것이 발단이 되었습니다. 이 내용은 일파만파 퍼져서, 접종을 거부하는 사태까지 발생했습니다.

이후 백신에 대한 조사가 진행되었는데요. 그 결과는 백신과 자폐와의 연관 관계가 명확하지 않으며, 의사 앤드류의 보고서는 관련자로부터 많은 돈을 수수하면서 나온, 윤리성이 심각하게 결여된 결과였고, 대상인원도 적어 아무런 의미가 없는 결과라는 사실이 발표되었습니다.

이처럼 심각한 문제가 있는 정보였다는 사실이 확인되었음에도 MMR 접종을 거부하는 일들이 발생했고, 이로 인해 홍역환자가 증가하는 사태가 벌어졌습니다. 결국 독일, 이탈리아, 프랑스에서는 정부 차원에서 강제로 접종하는 규제책을 꺼내 들었거나 준비하게 되었습니다.

백신은 두 가지 양면성을 가지고 있습니다. 심각한 전염병으로부터 나와 가족 그리고 공동체의 안전과 안녕을 확대시킨 면이 있지만, 전염병 공포가 사라지고 난 뒤에는 오히려 백신의 일부 부작용만 부각해 공포심을 부추기는 현상이 벌어지고 있습니다.

모든 것에 순기능이 있으면 역기능이 있는 법입니다. 근거가 조잡한 거짓 뉴스를 잘못된 신념으로 무작정 따르다가는 우리 아이가 위험에 처하게 된다는 사실을 잊지 말아야 합니다.

예방접종을 제때 못하면 포기해야 한다?

먼저 포기하지 말라고 이야기하고 싶습니다. 어쩔 수 없이 늦어지는 경우도 있지만, 그렇지 않다면 연령에 맞게 접종하실 것을 권합니다. 간혹 아이가 임신 8개월 만에 태어났다거나 했을 때, 임의대로 2개월을 더 계산해서 접종하는 일은 잘못된 생각입니다. 연령에 대한 판단은 미숙아나 저체중아와 관계없이 태어난 나이를 기준으로 합니다.

피치 못할 상황으로 접종을 미루어야 하거나, 접종 시기를 잊어버렸거나, 외국에 있는 동안 접종을 못 했다 해도 접종을 포기하면 안 됩니다. 잠시 시기를 놓쳤다 해도 접종은 연령에 맞추어서 이어나가야 합니다. 가까운 의료기관을 방문해 상담하고 접종함으로써 전염병 위험으로부터 아이의 안전을 지키는 것이 중요합니다.

병원에서 예방접종에 대해 개인정보를 적는데 뭔가 찜찜해요

대한민국은 어린이 국가 예방접종 사업에 따라 2017년 기준으로 총 17종의 국가 무료 예방접종을 시행하고 있습니다. 비용은 국가가 부담하고 있어 대한민국 국민이라면 누구나 개인 부담이 없이 접종받을 수 있습니다. 또한 접종 예정일에는 보호자 알림 서비스까지 제공하고 있는데요. 예방접종을 실시할 때 보호자의 인적 정보를 확인하는 이유도 더욱 체계적인 접종 서비스를 제공하기 위한 것입니다. 그렇기 때문에 인적 사항과 연락처를 남겨 예방접종 서비스를 편리하게 받기를 권합니다.

주변에서 '자궁경부암 백신(사람유두종 바이러스 접종)'은 합병증 우려가 있으니 맞지 말라는데요?

세상에 100% 안전한 음식물이나 약물은 없습니다. 백신 역시 마찬가지입니다. 물론 사람의 건강을 지키기 위해 만든 백신의 안전성에 의문이 제기된다면 정말 심각한 일이 아닐 수 없는데요. 실제로 자궁경부암 백신과 관련해 안전성을 의심하게 할만한 사건이 발생하기도 했습니다.

2013년 일본 후생노동성의 발표에 따르면 과거에 자궁경부암 백신(사람유두종 바이러스 접종)을 접종한 후 일부에서 복합부위통증증후군이 발생했다는 의심보고가 있었습니다. 또한 길랑-바래 증후군(Guilain-Barre syndrome)이라는 몸에 마비가 발생하는 질병이 접종을 통해서 생겼다는 의심보고도 몇 건 발생했습니다. 이를 계기로 해당 백신에 대한 불신이 높아졌고, 일시적으로 접종이 중단되는 일이 발생했습니다.

이 일이 발생하고 나서 WHO(세계보건기구) 산하 국제 백신 안전성 자문위원회를 비롯해 국제적인 국가기관들에서 대대적인 조사를 진행했으며, 확인 결과 의심사례와 백신과의 인과 관계가 확립되지 않았다고 결론 내렸습니다. 이후 일본 후생노동성에서도 이 이상사례는 접종 대상자의 심리불안과 긴장이 원인이었던 것으로 잠정 결론을 내림으로써 백신과 연관 관계가 없는 것으로 발표했습니다.

자궁경부암은 백신을 통해 상당수 예방되는 질병으로 알려져 있습니다. 그런데도 우리나라에서 일 년에 한 해 3천 명 이상 환자가 발생하고, 연간 900명이 사망하는 질환으로 기록되고 있습니다. 정확한 사실관계가 확인되지 않은 상태에서 퍼져나간 괴담을 믿고 접종을 하지 않아 질병에 노출되는 우를 범하지 말 것을 당부합니다.

사람유두종 바이러스는 자궁경부암과 외음부암을 비롯한 부인과 암뿐만이 아니라 음경암, 항문암, 결막암 등도 유발합니다. 하지만 무엇보다도 편도암을 포함한 구인두암을 유발할 수 있다는 사실을 주목해야 합니다.

이러한 구인두암의 또 다른 대표적인 원인으로는 과도한 음주와 흡연이 있습니다. 그러나 최근 들어 흡연 인구가 감소하면서 흡연과 음주로 인한 환자는 줄어드는 반면, 사람유두종 바이러스에 의한 구인두암 환자 수는 증가 추세를 나타내고 있습니다. 다행스러운 점은 사람유두종 바이러스로 인한 구인두암은 접종을 통해 예방할 수도 있다고 예측합니다.

감기약 먹을 때 예방접종을 하면 안 된다고요?

예방접종은 안전을 위해서 건강 상태를 관찰하고 주의해서 접종해야 합니다. 아이의 상태가 좋지 않을 때 접종을 무리해서 할 필요는 없습니다. 아이 상태가 좋은 날 의료기관을 방문해 접종하면 됩니다. 너무 일찍 접종하는 것은 안 되지만, 접종 예정일보다 조금 늦어진다고 해서 문제가 되지는 않기 때문입니다.

그렇다고 단순히 감기약 복용만으로 접종을 미룰 필요는 없습니다. 단순히 약을 먹고 있다고 미루지는 말고, 아이의 상태가 접종이 어려운 부분이 있는지 잘 살펴서 접종에 임하도록 합니다.

III. 몇 살 때 어떤 접종을 마쳐야 하나?

예방접종은 아이가 태어난 순간부터 만12세가 될 때까지 시기를 맞춰 진행해야 하며, 시기와 관계없이 집단 발병 우려가 있을 때도 접종을 하게 됩니다. 지금부터 각 시기별 예방접종의 종류와 특징, 유의사항에 대해 알아보도록 하겠습니다.

시기	백신 종류
1. 태어나서	B형 간염(HepB) 1차
2. 생후 1달 이내	BCG(결핵, Bacille Calmette-Guérin)
3. 생후 1개월에	B형 간염(HepB) 2차
4. 생후 2개월에	디프테리아-파상풍-백일해(DTaP) 1차 소아마비(IPV) 1차 b형헤모필루스인플루엔자(Hib) 1차 폐렴구균(PCV) 1차 로타바이러스(RV1 또는 RV5) 1차
5. 생후 4개월에	디프테리아-파상풍-백일해(DTaP) 2차 소아마비(IPV) 2차 b형헤모필루스인플루엔자(Hib) 2차 폐렴구균(PCV) 2차 로타바이러스(RV1 또는 RV5) 2차

(계속)

시기	백신 종류
6. 생후 6개월에	B형 간염(HepB) 3차 디프테리아-파상풍-백일해(DTaP) 3차 소아마비(IPV) 3차 b형헤모필루스인플루엔자(Hib) 3차 폐렴구균(PCV) 3차 로타바이러스(RV5) 3차
7. 돌 지나서	홍역-유행성이하선염-풍진(MMR) 1차 수두(Var) A형 간염(HepA) 1차 일본뇌염(IJEV-사백신 1차와 2차, LJEV-생백신 1차)
8. 15개월에	b형헤모필루스인플루엔자(Hib) 추가(4차) 폐렴구균(PCV) 추가(4차)
9. 18개월에	디프테리아-파상풍-백일해(DTaP) 추가(4차) A형 간염(HepA) 2차
10. 만 2세	일본뇌염(IJEV-사백신 3차, LJEV-생백신 2차)
11. 만 4세에서 만6세 사이에	홍역-유행성이하선염-풍진(MMR) 2차 디프테리아-파상풍-백일해(DTaP) 추가(5차) 소아마비(IPV) 추가(4차)
12. 만 6세에	일본뇌염(IJEV-사백신) 추가(4차)
13. 만 12세쯤에	파상풍-디프테리아-백일해백신(Tdap) 또는 파상풍-디프테리아 백신(Td) 일본뇌염(IJEV-사백신) 추가(5차) 사람유두종바이러스(자궁경부암) 백신 1,2차
14. 매년	독감(IIV, 인플루엔자)
15. 그 외 접종	수막구균 뇌수막염

B형 간염 접종

B형 간염 예방접종은 보통 출생 후 24시간 이내에 진행합니다. 신생아의 체중에 따라 접종 시기를 조정하기도 하는데요. 이때에는 해당 의료기관의 판단과 안내에 따라 적절한 시기를 선택해 접종하면 됩니다. 일부 산모의 B형 간염 감염상태에 따라 예방접종과 함께 B형 간염 바이러스 면역글로불린(HBIG)을 태어나서 바로 투여하는 경우도 있습니다.

보통 3회 접종 후 검사를 통해 항체생성 여부를 판정해야 한다고 생각하는데요. 부모나 가족이 감염되어 있거나, B형 간염 환자와 접촉이 빈번하거나, 면역원성에 문제가 있는 경우(에이즈와 같은 면역결핍이거나 혈액투석 내지 혈액제제 수혈을 자주 받는 경우 등)를 제외하면 일반적으로 검사를 권하지는 않습니다. 3회에 걸친 접종을 하면 95% 이상에서 항체가 생기고 방어면역이 생기기 때문입니다. 단, 검사가 필요한 경우에는 3회 접종을 마치고 2개월이 지나면 검사를 하게 됩니다.

검사 결과 항체가 생기지 않는 경우를 무반응자라고 하는데요. 이때는 항체 형성이 확인될 때까지 3회에 걸쳐 추가접종을 진행하게 됩니다. 만약 총 6회 접종으로도 항체가 생기지 않는다면 더 이상 추가 접종은 하지 않습니다. 이 같은 무반응자가 B형 간염 바이러스에 노출되었다면 반드시 HBIG라는 면역 글로불린을 주사해야 한다는 사실을 기억해야 합니다.

1차 이후 접종 상품이 달라지더라도 문제가 되지 않으니 걱정할 필요가 없습니다.

BCG(결핵, Bacille Calmette-Guérin) 접종에 대하여 알아둘 것들

BCG 접종은 주사 한 대로 피부를 떠서 맞는 피내접종과 9개 작은 침으로 두 번 피부를 누르는 방식의 경피접종이 있습니다. 어떤 것이 좋은지는 현재까지 결론나지 않았지만, 국가 예방접종에서는 피내접종을 권장하고 있습니다. 예방접종피해 국가보상제도 역시 피내용 BCG 접종 후 생긴 이상 반응을 중심으로 보상하고 있습니다.

물론 많은 보호자가 흉터가 잘 보이지 않는 경피용 접종을 선호하지만, 현재까지 어린이 국가 예방접종의 추천대상은 아닙니다. 또한, 피내접종 백신을 가지고 있는 의료기관이 제한되어 있고, 접종일과 시간을 정하는 경우가 많아 접종의료기관에 미리 문의해 접종해야 합니다.

많은 분이 예방접종을 하면 결핵에 걸리지 않는다고 생각합니다. 그래서 접종했는데 왜 성장해서 결핵에 걸렸는지 질문하는 경우가 많습니다. BCG 접종은 결핵균 감염을 막는 것이 아닙니다. 단지 결핵균 증식을 지연시키고 혈액을 타고 돌아다니는 것을 막는 데 의미를 두고 있습니다. 즉, 영유아와 소아에게서 혈액을 타고 전신에 결핵이 퍼지는 '결핵 수막염'과 '속립 결핵'이라는 무서운 질환을 예방하는 효과 때문에 접종을 적극적으로 권장하는 것입니다.

결핵 접종 후 2주 정도 지나면 접종 부위가 붉게 변하면서 몽우리가 생기고 점점 단단해집니다. 크기는 수 mm에서 1~2 cm까지 커지기도 합니다. 이후 점차 고름주머니가 생기고, 림프절이라고 일부에서는 겨드랑이나 목에 멍울이 만져지기도 합니다. 이는 자연스러운 현상이니 걱정하지 않아도 됩니다. 일부에서는 고름집이 터져서 흘러나오기도 하는데요. 깨끗한 알코올 솜으로 닦아주기만 하면 됩니다. 약 5주에서 8주쯤 지나면 약간 피부가 파인 모양을 보이다가 딱지가 생기고, 딱지를 누르면 고름이 옆으로 빠져 나오기도 합니다. 대부분 약 10주에서 12주쯤 되면 딱지도 떨어지고 조그만 흉터만 남기고 없어지기 때문에 걱정하지 않아도 됩니다.

단, 위에서 말한 증세가 아닌 다른 문제가 발생했을 때는 의료기관을 방문해 상담하도록 합니다.

경피접종은 아무런 흉터가 남지 않는다고 생각하는 보호자가 많은데요.

이는 사실과 다릅니다. 경피접종도 접종 후 시간이 지나면 빨갛게 변하며 고름집이 생기고 딱지가 생기는 과정을 거쳐 아물게 됩니다. 증상의 정도가 약할 뿐이지 피내접종과 동일하게 진행됩니다. 고름이 심하게 잡혀서 고름이 터져 나오는 일은 드물고 나중에 하나로 크게 덩어리지지 않는 차이가 있을 뿐입니다. 경피접종을 받은 아이들도 나중에 어깨를 보면, 소림사 고승들이 이마에 찍어놓은 점처럼 9개의 작은 흠집이 나 있는 것을 흔하게 볼 수 있습니다.

접종 후 주의사항은 접종 부위를 문지르지 않아야 한다는 점입니다.

폐렴구균(PCV)에 대하여

처음 폐렴구균접종을 위해 의료기관에 가면 '10가 백신(신플로릭스)'과 '13가 백신(프리베나13)' 중 하나를 선택하라는 요구를 받게 되는데요. 별다른 생각 없이 의료기관에서 놔주는 접종을 하면 될 것으로 생각하고 찾아온 보호자로서는 난감하게 느껴질 것입니다. 지금부터 '10가 백신'과 '13가 백신'에 어떤 차이가 있는지 알려드리겠습니다.

폐렴구균 백신을 맞으면 모든 폐렴을 다 예방하는 것으로 오해할 수 있는데요. 폐렴구균 백신이 대부분의 폐렴을 예방하는 것은 아닙니다. 사실 폐렴구균 접종은 폐렴보다도 뇌와 척수를 둘러싼 수막에 염증을 일으키는 '수막염'과 혈액으로 들어가 전신의 염증을 일으키는 '균혈증' 같은 심각한 침습 질환을 예방하는 데 더 중요한 목적이 있습니다.

폐렴구균은 과거 예방접종이 이루어지기 전에는 2세 미만 소아 침습 질환의 20%를 차지했으며, 지금도 개발도상국에서는 이 연령의 전체 사망 중 9%를 차지하고 있습니다. 현재 대한민국에서는 어린이 무료국가 예방접종에 포함되어 무료로 접종을 진행하고 있습니다. 또한 폐렴구균은 가장 흔하게 발생하는 질병인 급성비부비동염(급성 축농증), 급성중이염 등에도 어느 정도 효과가 있으니 반드시 접종할 것을 권합니다.

현재까지 폐렴구균은 90종 이상이 있는 것으로 알려져 있습니다. 그중 침습 질환을 일으키는 10가지 균(혈청형)으로 만든 것을 '10가 백신', 13가지 균(혈청형)으로 만든 것을 '13가 백신'이라고 합니다. 이야기만 듣고 보면 세개가 더 들은 접종이 좋을 것 같은데 꼭 그런 것은 아닙니다. 현재로는 급성중이염에 대한 방어능력은 '10가 백신'이 오히려 더 탁월한 것으로 알려져 있습니다. 논문에 따른 대체적인 의견에서도 '10가 백신'의 침습 질환 예방 효과가 조금 더 좋은 것으로 알려져 있습니다. 그렇다고 무조건 '10가 백신'이 좋다는 것은 아닙니다. '13가 백신'에는 '10가 백신'에 포함되지 않은 3가지 혈청형이 더 있어 예방의 폭이 그만큼 넓습니다.

따라서 예방의 폭을 더 넓히고자 한다면 '13가 백신'이 유리하고 급성중이염 예방에 더 신경 쓰고 싶다면 '10가 백신'을 선택하면 됩니다.

폐렴구균 백신에는 운반체인 단백질이 포함되어 있어 면역반응이 다른 백신보다 많을 수 있습니다. 주삿바늘도 다른 백신보다 길고 접종할 때도 깊숙하게 찌르게 되는데요. 깊숙한 곳으로부터 올라오는 국소염증반응이 타 백신보다 많이 발생할 수 있으며, 접종 부위의 붓기가 다른 백신보다 심할 수 있습니다. 하지만 대부분 시간이 지나면서 문제없이 가라앉습니다.

혹시 붓기가 지나치게 심하다고 판단되면 냉찜질을 해주고 의료기관을 방문해 상담할 것을 권합니다.

로타 백신(RV1 또는 RV5)에 대하여

로타바이러스는 유아와 어린이 설사의 가장 흔한 원인이며, 인플루엔자와 관련없이 장염을 일으키는 바이러스 중 하나입니다. 한때는 겨울철에 주로 발병하는 질병 중 하나였지만, 접종이 보급되면서 발생 환자 수는 크게 줄어들었습니다. 하지만, 접종하지 않은 아이들과 백신에 포함되지 않은 혈청형을 중심으로 감염증은 꾸준히 보고되고 있습니다.

안타깝게도 로타 백신은 아직 어린이 국가 예방접종 지원사업에 포함되지 않아 접종하려면 개인적으로 비용을 감수해야 하지만, 그래도 접종을 권하고 싶습니다.

1차 예방법은 감염자와 접촉 방지이며, 예방접종도 중요합니다. 다만 두 가지 종류의 접종이 있어 선택하는 데 고민이 될 수 있습니다. 1가인 로타릭스프리필드시린지(RV1)와 5가인 로타텍액(RV5)인데요. 숫자 차이는 혈청형 숫자를 가리킵니다. 물론 혈청형이 1개와 5개라고 해서 감염억제력이 5배 차이 나는 것은 아니며, 혈청형에 해당하는 바이러스만 예방되므로 많은 혈청형을 가지고 있다고 무조건 유리한 것은 아닙니다.

백신의 예방 효과는 약간 차이가 있지만, 전체적으로 크게 차이가 나지 않는다는 점이 중요한 사항입니다. 다만, 2번 먹는 로타릭스는 한번 접종할 때 비용이 상대적으로 조금 더 비싸고, 3번 먹어야 하는 로타텍은 한번 접종할 때 비용이 상대적으로 조금 더 저렴하다는 차이가 있습니다.

어떤 백신을 선택하든 중요한 점은, 생후 6주 이후에 접종을 시작해서 8개월 0일 이전에 모든 접종을 완료해야 하므로 접종 기간을 잘 준수해야 한다는 사실입니다. 표준접종일정은 로타릭스(RV1)는 생후 2개월과 4개월에, 로타텍(RV5)은 생후 2개월, 4개월, 6개월에 접종한다고 기억하면 됩니다.

이때 먹는 방식으로 접종을 하다 보니 접종 이후 아이가 토했을 때 다시 접종해야 하는지 묻는 경우가 많은데요. 다시 접종해야 할 필요는 없습니다. 혹시 접종 후 병원에서나 집에 가는 도중에 토해도 걱정하지 않아도 됩니다.

혼합백신이 있다는데, 나누어 맞는 것이 좋을까요?

DTaP(디프테리아, 파상풍, 백일해 혼합백신)와 IPV(소아마비백신)를 맞으러 의료기관을 방문했는데 두 가지도 함께 섞인 접종이 있다고 하거나, Hib (b형헤모필루스인플루엔자) 접종까지 함께 있는 접종이 있다는 소식을 접할 수 있는데요. 정보가 없는 상태에서 이런 이야기를 들으면 어떤 선택이 좋을지 몰라 당황스러울 것입니다. 지금부터 혼합백신에 대해 말씀드리겠습니다.

일단 DTaP 자체도 3가지 다른 균으로 된 혼합백신입니다. 백신은 서로 다른 균주가 들어있다 보면 서로 효과를 더 증대시킬 수 있지만, 서로 면역반응을 간섭하면서 원치 않는 항체 생성을 저해하는 일이 생길 수도 있습니다. 그래서 혼합백신 내 항원 물질들이 방어체계를 만드는 데 지장을 주지 않는다는 사실이 밝혀지고, 이를 입증하는 임상시험 결과가 축적되어야 비로소 유통이 허용되고 접종이 가능해집니다. 따라서, 의료기관에서 권유하는 혼합접종은 안심해도 됩니다.

만약 아이가 주사 맞는 것을 두려워한다면 여러 대 맞아야 할 접종을 한 대로 끝낼 수 있어 좋은 대안이 될 수도 있습니다.

수두(Var) 접종

수두는 현재 어린이 국가 예방접종에서 1회 접종으로 되어 있습니다. 하지만 미국에서는 2회를 기본 접종에 포함하고 있습니다. 어떤 방식이 더 좋은 것인지 고민스러울 수 있는데요. 나라마다 다른 방식을 적용하는 데는 나름의 이유가 있습니다.

수두는 1회 접종만으로도 80~90%에서 충분한 항체가 형성됩니다. 또한 1회 접종으로 중등도 이상 중증질환의 97~100%가 예방되는 것으로 알려져 있습니다. 다만, 접종했어도 수두에 걸리는 '돌파감염'이 발생할 수 있습니다. 이때는 접종하지 않은 상태에서 걸리는 것에 비하면 가볍게 넘어가는 경우가 대부분입니다. 그리고 이 비율은 대략 100명 중에 약 5~6명 정도이며, 일선 종합병원이 아닌 동네 의원에서는 이보다 조금 더 많다고 느끼는 것으로 나타납니다. 이처럼 백신 접종자에서도 수두가 전파될 가능성은 있지만 드물게 나타나며, 2회 접종을 하면 돌파감염 빈도를 3배 정도 감소시킨다는 의견이 있어서 2회 접종을 권유하기도 합니다.

1회 접종과 2회 접종의 판단 기준은 비용대비 효과에 따른 판단 때문인데요. 돌파감염은 대부분 가벼운 증세로 넘어가기 때문에 대한민국은 사회 전체적인 비용 대비 1회 접종의 효율이 높다고 판단한 것이며, 미국은 사회적 비용은 많이 들지만 돌파감염 확률을 낮추기 위해 기본 2회 접종을 선택하고 있는 것입니다.

수두 예방 문제만 놓고 본다면 2회 접종이 유리하지만, 2회 접종에 필요한 사회 비용까지 놓고 판단했을 때의 효용 가치는 상대적으로 떨어집니다. 하지만 이는 사회적 측면에서의 판단이고, 내 아이의 수두 예방 효과만 놓고 본다면 2회 접종도 권유할 만합니다. 가장 좋은 방법은 집과 가까운 동네 의사 선생님과 한 번 더 상의하는 것입니다. 수두 환자 발생이 많은 곳인지 아닌지 동네 의사 선생님이 가장 잘 알기 때문입니다.

A형 간염(HepA) 접종에 대하여

A형 간염 접종은 어린이 국가 예방접종 지원사업에 따라 12개월에서 36개월까지의 모든 소아에게 무료로 접종하고 있습니다. 일선 의료기관에서 느끼는 부분은 접종 시기를 놓치거나 잊어버려서 접종을 못 한 사례를 심심치 않게 만난다는 사실입니다. 무료 접종 기간 이후에 접종하려니 비용을 내야 하고, 아예 접종을 안 하거나 1차 접종만 하고 2차 접종을 생략하는 경우도 보게 됩니다.

이런 아이들을 보면 의료종사자들의 마음도 아파지는데요. 아이의 건강을 위해 접종 시기를 잊지 말고 반드시 기간 내에 접종을 해주실 것을 당부합니다.

다시 한번 당부드리면, A형 간염은 돌이 지난 후 접종을 위해 의료기관에 방문했을 때 함께 1차 접종하고, 이후 18개월이 되었을 때 DTaP 추가 접종과 함께 접종하는 방법이 가장 바람직합니다.

추가 접종할 때 이전에 접종한 상품명과 달라서 걱정된다는 분들도 있는데요. A형 간염 접종은 현재 나와 있는 서로 다른 상품으로 접종해도 관계가 없으니 굳이 이전에 접종한 상품을 고집할 필요는 없습니다.

일본뇌염(IJEV-사백신 1차와 2차, LJEV-생백신 1차) 접종은 무엇으로 해야 할까요?

매년 여름, 일본뇌염 모기가 채집되었다는 방송 뉴스를 접하면 우리 아기도 예방접종을 해야 하는 것이 아닌가 걱정부터 앞서는데요. 일본뇌염은 예방접종이 잘 이루어지는 국가에서는 환자 발생률이 낮고, 그렇지 못한 국가에서는 높은 양상을 보입니다. 그렇기 때문에 아이들의 건강을 위해서라도 반드시 일정에 맞추어 접종할 것을 적극 권유합니다.

현재 어린이 국가 예방접종 지원사업에서 지원하는 일본뇌염 백신은 불활성화 백신(사백신)으로 2종류가 있고, 약독화 생백신으로 1개 상품이 있습니다. 이 밖에 지원사업에서는 제외되었지만 한 개의 약독화 생백신 상품이 더 있습니다.

구체적인 상품명은 모르더라도 불활성화 백신과 약독화 생백신은 접종 횟수에서 크게 달라지는데요. 그래서 처음 일본뇌염 예방접종을 하러 가면 선택에 어려움을 겪게 됩니다. 뭔가 미리 알고 가려고 해도 미심쩍고, 질문해도 짧은 시간에 듣는 내용만으로는 무엇인지 잘 모르겠고, 결국은 추천해 주는 접종을 하게 됩니다. 그렇다면, 어떤 접종이 우리 아이에게 유리한지 이야기해 보겠습니다.

국내에 어린이 국가 예방접종 지원사업에 있는 불활성화 백신은, 생후 3주 된 쥐에게 일본뇌염을 감염시킨 뒤 추출한 쥐 뇌 조직 유래 불활성화 백신과, 아프리카 초록원숭이 신장세포에서 유래한 베로세포를 배양해 만드는 베로세포 배양 백신이 있습니다. 그리고 약독화 생백신은 햄스터 신장 세포에서 유래한 백신을 사용하고 있습니다.

만드는 방법도 서로 다르지만 가장 결정적인 차이는 접종 횟수입니다. 약독화 생백신은 돌 지나서 1회와 두 돌 지나서 2회로 총 2번 접종하면 종결됩니다. 그에 비해 불활성화 백신은 돌 지나서 1주 간격으로 2회 접종하고 두 돌 지나서 한번, 만6세와 만12세에 한 번씩 총 5회 접종해야 종결됩니다.

접종하는 나라에 대한 차이도 존재하는데요. 일단 일본뇌염은 작은 빨간집모기를 매개로 발생하는 병이기에 주로 태평양을 접한 아시아와 인도, 네팔, 호주 북부 일부와 남태평양에 걸쳐서 환자가 발생합니다. 이처럼 태평양 연안 아시아권 지역에서만 관심이 높다 보니 미국이나 유럽에 본사를 둔 외국계 거대 백신 회사 중 사노피파스퇴르와 극히 일부 제약회사를 제외하고는 백신을 생산하지 않습니다. 그래서 한국, 일본, 중국에서 나온 백신을 주로 접종하고 있습니다. 이는 국내에서 황열 등의 접종을 정기적으로 하지 않는 이유와 같습니다. 즉, 주로 발생하는 국가들 외에는 관심이 높지 않은 질병 중 하나입니다.

동북아의 대표적인 태평양 인근 국가를 놓고 보면, 중국은 자국에서 개발된 약독화 생백신을 접종하고, 일본은 자국에서 개발한 불활성화 백신을 접종하며, 대한민국은 자국 내에서 개발한 불활성화 백신과 중국에서 수입한 약독화 생백신 둘 다 접종하고 있습니다.

전체적인 접종 분포를 보면 미국, 유럽 등을 포함한 대부분 국가에서는 불활성화 백신을 접종하고 있고, 현재 우리가 접종하고 있는 1차 햄스터 신장 세포 유래 약독화 생백신은 중국, 한국 외에 아주 일부 아시아권 국가에서만 접종하고 있습니다.

한편, 불활성화 백신 중 쥐 뇌 조직 유래 불활성화 백신은 과거에 극히 일부 중추신경계 이상이 보고된 바가 있습니다. 이런 문제점 때문에 최근에 태어나는 아이들은 베로세포 유래 불활성화 백신을 맞고 있습니다.

또한, 약독화 생백신은 불활성화 백신보다 중등도에서 중증 면역저하자나 임신, 수혈, 면역글로불린 주사를 맞은 경우에는 금기 사항이 있어 접종해서는 안 되며, 약독화 생백신 간에는 4주 이상 접종 간격 제한이 있습니다. 다만, 두 접종 간 효능에는 큰 차이가 없습니다. 따라서 어떤 백신이 좋은지에 대한 문제 제기는 아무런 의미가 없습니다.

단, 1차 햄스터 신장 세포 유래 약독화 생백신은 일부에서 우려를 표명한 일도 있었지만, 모두 WHO의 사전적격심사를 통과한 백신이며 현재까지도 큰 부작용 사례 없이 접종이 이루어지고 있기 때문에 마음 놓고 접종해도 문제가 없습니다.

다시 한번 정리하면, 대부분 국가에서 맞고 있는 접종을 선호하고, 면역에 문제가 있어도 접종해야 한다면 불활성화 백신을 선택하는 것이 좋습니다. 그리고 면역 기능에 문제가 없고, 아픈 주사를 되도록 적게 맞고 싶다면 약독화 생백신을 선택하는 것이 좋습니다. 단, 접종 전에 미리 예방접종 도우미에 들어가 해당 의료기관에서 원하는 접종을 하고 있는지 미리 확인할 것을 추천합니다. 접종 의료기관이 모든 백신을 다 갖추지 않을 수도 있기 때문입니다.

Tdap은 뭐고 Td는 무엇인가요?

초등학교 6학년이 되면 학교에서 가정통신문으로 파상풍 접종과 일본뇌염 접종을 확인하게 됩니다. 이때 불완전 접종 문제로 의료기관을 방문하게 되는데요. 이전에 일본뇌염으로 약독화 생백신을 2회 접종했다면 그것으로 종료하지만, 불활성화 백신을 맞았다면 추가 접종을 하게 됩니다.

이와 더불어 파상풍 접종을 하게 되는데요. Td(파상풍과 디프테리아)와 Tdap(파상풍, 디프테리아와 백일해) 접종을 놓고 또 한차례 선택의 고민을 하게 됩니다. 국가에서 무료로 접종해주기에 관계는 없지만, 아무래도 Tdap 접종이 더 비싼 것은 사실입니다. 이 같은 사실을 아는 사람도 드물겠지만, 어떤 차이가 있는지 모른 채 의료기관에서 선택하는 대로 접종하는 경우가 대부분입니다. 그럼 지금부터 Td와 Tdap의 차이에 대해 알려드리겠습니다.

Td와 Tdap는 공통적으로 T(파상풍)와 d(디프테리아)가 들어있습니다. 내용물은 접종 상품에 따라서 차이가 있지만, 기본적으로 아기일 때 접종하는 DTaP에 들어있던 T(파상풍)와 거의 동일한 접종량이 들어있습니다. 또한 d(디프테리아)는 어릴 때 접종하던 DTaP에 비해 적은 양의 디프테리아 톡소이드가 들어있습니다. 그래서 영문으로 대문자를 쓰지 않고 소문자를 쓴다고 생각하면 쉽게 이해할 수 있습니다. 이와 마찬가지로 ap(백일해)도 어릴 때 맞던 접종에 비해 적은 양이 들어있습니다.

두 백신의 결정적인 차이는 ap(백일해)가 Td에는 없고, Tdap에는 있다고 구분하면 됩니다. 디프테리아 같은 질환은 현재 국내에서는 들어보지도 못한 것 같고, 파상풍 역시 주변에 별로 없는 질병처럼 생각될 것입니다. 그렇다 보니 이런 접종을 꼭 해야 하는지 고민하는 분들도 있는데요. 이런 접종들은 접종하고 시간이 지나면 예방에 대한 효능이 감소하고, 과거에 실제 앓고 넘어갔어도 또 생길 수 있습니다. 그래서 기본적인 접종을 했어도 접종으로 인한 심각한 부작용이 없었다면 성인이 되었어도 10년에 한 번씩 접종을 이어가도록 추천합니다. 녹슨 못에 찔리지 않더라도, 나뭇가지에 스친 것 만으로도 파상풍에 걸려 고생하는 사례도 있다는 사실을 잊지 말아야 합니다. 실제로 현재 접종을 잘 하고 있는 어린아이들에서는 거의 발생하지 않지만, 성인에서는 지속해서 파상풍 환자가 발생하고 있습니다. 특히 파상풍은 군집면역도 그다지 효과가 없기 때문에 자신의 건강을 위해 스스로 챙겨야 합니다. 언제 접종했는지 잊어버리지 않고 접종하는 예를 들어보자면, 나이 뒷자리가 0으로 떨어지는 시점인 30세, 40세, 50세가 되는 해 1월 초에 접종을 하는 방법이 있습니다.

ap(백일해) 접종은 만12세에 접종할 때 기왕이면 Tdap을 접종해 주고, 그 이후에는 Td만 10년에 한 번씩 접종해 주는 것이 여러 가지 면에서 유리합니다. 백일해는 현재에도 소규모 유행이 반복적으로 발생하고 있으며, 신생아는 심각한 합병증 등으로 사망할 수도 있습니다. 그러므로 특히 임산부나 신생아가 있는 가정에서는 출생 2개월전에 구성원이 모두 접종 하는 것이 좋습니다. 임산부일지라도 접종하지 말아야 할 이유는 없으며, 다만, 임신 후반기나 접종이 여의치 않은 상황이라면 분만 즉시 접종하기를 권고합니다. 국내에서도 일부 지역이지만 2009년과 2012년에 소규모 유행했으며, 이때 접종 기억이 없는 사람들이 전염되었다는 사실을 생각하면 반드시 접종하는 것이 바람직합니다. 미국 역시 2010년에 많은 환자가 발생했으며, 이를 계기로 미국질병관리본부 예방접종자문위원회 권고사항에서 산모는 임신할 때마다 Tdap을 접종하도록 권고하고 있습니다.

초등학교 6학년이 되어 의료기관을 방문했을 때, 기존에 DTaP 접종이 안 되어 있다면, Tdap과 Td접종을 기초접종으로 3번 해야 합니다. 이 중에서 한번은 Tdap을 하도록 합니다. 어려서 기초접종이 잘 되어 있다면 초등학교 6학년을 포함해 그 이후 10년에 한번씩 Td나 Tdap을 접종하되, 한 번은 Tdap을 접종할 것을 추천합니다. 만약 Td만 맞았는데 백일해가 유행한다면, 이전 Td 접종과의 간격을 고려하지 말고 Tdap을 접종하도록 권고합니다.

사람유두종바이러스(자궁경부암) 백신은 언제 맞는 것이 좋을까요?

사람유두종바이러스 백신은 현재 국가예방접종 지원사업에서 2가지를 제공하고 있습니다. 한가지는 2가 접종(서바릭스)이고, 다른 한가지는 4가 접종(가다실)입니다. 이외에 별도로 돈을 내고 맞아야 하는 9가 접종(가다실 9주)도 있으나, 여기에서는 국가예방접종 지원사업에 포함된 두 가지 접종만 이야기 하겠습니다.

2가 접종은 암을 유발하는 대표적인 두 가지 혈청형이 들어있는 접종이며, 4가 접종은 암을 유발하는 대표적인 두 가지 혈청형과 '곤지름'이라는 성기사마귀를 유발하는 혈청형 두 가지가 추가로 들어 있는 접종입니다. 어느 것이 더 유리하다고 할 수는 없지만, 암을 예방하는 데는 2가가 조금 더 유리하고, 암 이외에 곤지름까지 예방하는 데는 4가가 유리합니다.

현재 최적화한 접종 시점은 첫 생리 이후이면서 첫 성관계를 갖기 이전입니다. 사람유두종바이러스에 감염되기 이전이면서 면역원성이 좋은 시기의 접종이 유리하다는 것이 근거입니다. 국내 학생들을 대상으로 한 설문조사 결과, 첫 성관계 경험이 이루어지는 가장 많은 사례가 13~14세 사이인 것으로 나타납니다. 따라서 질병의 예방측면에서 첫 생리 이후 가능한 이른 시기의 접종을 권고합니다.

현재 2가와 4가 접종 모두 3번 접종을 기본으로 합니다. 다만, 만 9세에서 13세까지(2가 접종은 14세까지)는 6개월 간격을 두고 2회 접종하는 것이 만 15세 이후 3회 접종하는 것보다 더 효과적인 것으로 알려졌습니다. 따라서 만 11세에서 만 12세를 대상으로 국가에서 무료로 제공하는 예방접종을 이용할 것을 당부합니다.

만일 무료 접종 시기를 놓쳤다면 비용 부담이 있더라도 꼭 접종할 것을 권고합니다. 혹시 성관계를 했거나 자궁경부 세포진검사에서 사람유두종바이러스가 나왔다고 해도 마찬가지입니다. 백신에 포함된 모든 바이러스에 다 감염된 것은 아니므로 접종을 완료해 주도록 합니다. 또한, 만 15세가 넘어가면 접종 일정에 따라서 3회 접종해야 한다는 사실을 명심하고, 모든 접종 일정은 1년 이내에 마감하도록 합니다. 단, 아주 드물게 접종 즉시 일시적으로 의식이 소실되는 경우가 있으니, 이상이 없더라도 접종 후 약 30분 정도는 대기했다가 의료기관을 나서도록 합니다.

독감(IIV, 인플루엔자)

독감접종 시기가 되면 언제 맞는 것이 좋을지 궁금해하는 분들이 많습니다. 과거 신종플루를 겪었던 기억 때문에 접종을 늦게 하다가 백신이 떨어지는 것은 아닐지 걱정하는 분들도 있고, 모바일 알림으로 접종 연락을 받고 다급해 하시는 분도 있는데요. 대한감염학회에서 권고하는 국내 독감예방접종의 가장 좋은 시기는 매년 10월에서 12월 사이입니다. 이유는 국내 독감 유행시기는 주로 12월에서 다음해 4월까지이고, 접종에 대한 항체 지속 효과는 1년 미만이며, 대체적으로 약 6개월 정도 유지되는 점을 감안해 이 시기를 권고하는 것입니다.

다만, 국제 학회의 논의 내용 중에는 봄에 가까워져서 유행하는 B형독감은 예방접종에 포함되지 않은 균주일 가능성이 높고, 8월과 9월에도 독감에 감염될 수 있다는 점 때문에 이른 접종을 권유하는 의견도 있습니다. 하지만 국내여건을 감안하면 국내 권고사항을 따르는 것이 여러모로 좋습니다.

의료기관을 방문했을 때 독감이 3가가 있고 4가가 있다는 문구를 만나 볼 수 있습니다. 그럴 때면 가격이 다른 두 접종 중 어떤 것을 맞아야 할지 고민하게 되는데요. 독감의 특징과 백신이 만들어지는 과정에 대해 알게 되면 이런 고민에서 자유로워질 수 있습니다.

독감은 바이러스성 호흡기 감염을 일으키는 여러 원인 중 인플루엔자 바이러스에 의한 질환을 이야기합니다. 일반감기보다 근육통이나 두통이 심하고 오래가기 때문에 독감이라는 이름이 붙었을 뿐, 실제적으로는 인플루엔자 감염이라고 부르는 것이 맞습니다.

인플루엔자 바이러스 감염은 대표적으로 A형과 B형 인플루엔자가 담당하고, 이 두 가지는 다시 여러 가지 아형에 따라서 서로 다른 바이러스로 감염을 일으킵니다. 일반적으로 국내에서 A형 인플루엔자는 주로 12월에서 2월 사이에 유행하고, B형 인플루엔자는 추운 겨울이 지나 따뜻해 질

때 주로 유행합니다. 그러나 최근 기후변화와 맞물려 이들 바이러스 증식 시기가 서로 나뉘지 않고 혼재되는 양상을 보이고 있습니다.

이에 대비해 WHO에서는 매년 12월 말에 수많은 바이러스 중에서 다음 번 유행할 가능성이 있는 바이러스를 예고하는데요. 이 발표에 따라서 바이러스를 배양한 이후에 백신을 만들게 됩니다. 이때 A형 인플루엔자 두 가지가 들어가고, 여기에 추가적으로 B형 인플루엔자 한 개가 들어가면 3가가, 두 개가 들어가면 4가가 되는 것입니다. 독성이 강한 A형 인플루엔자에 대해서는 3가와 4가가 동일한 반면, B형 인플루엔자에 한가지가 더 추가 되었는지 추가 되지 않았는지를 구분한 것이라고 보면 됩니다.

이때, 인플루엔자가 한가지 더 들어간 4가가 3가보다 B형 독감에 걸릴 확률을 조금 더 낮추지만, 가격은 더 비싸다는 단점이 있습니다. 3가와 4가는 소비자가 각자 판단에 따라 선택하면 됩니다.

2017년 하반기부터 만 59개월까지의 소아는 어린이 국가예방접종 지원 사업을 통해 무료로 3가 접종을 시행하게 되었습니다. 다만, 접종시기가 정해져 있으므로 미리 예방접종 관련 사이트나 의료기관에 확인하고 접종해야 합니다. 그리고 만9세 미만이면서 태어나 처음으로 접종할 때는 한 달 간격으로 두 번을 접종해야 합니다. 또한 의료기관에서 알아서 하기 때문에 신경 쓸 필요는 없지만 만 3세를 기준으로 접종 용량도 달라지게 됩니다.

의료기관을 방문하면 독감 접종 상품들이 다양해 혼란스러울 수도 있는데요. 독감접종 상품은 매년 약 20종이 나오고 있지만 기본적인 제조 회사는 6개 정도가 있습니다. 하지만 독감백신의 효능과 효과는 큰 차이가 없기 때문에 제품과 관계 없이 적절한 시기에 접종하는 것이 중요합니다.

참고적으로 만 6개월 미만 아이가 독감에 걸리는 것은 아닌지 걱정하는 분들이 있는데요. 최초의 예방접종 시기는 만 6개월 이후입니다. 만 6개월 미만 영아가 있다면 아이를 돌보는 분들도 시기에 맞춰 독감 예방접종을 하는 것이 중요합니다.

그 외 접종 - 수막구균(뇌수막염) 접종

수막구균 뇌수막염 접종이라고 하면 전에 맞았다고 이야기하는 분들이 많은데요. 대부분 맞았다는 접종은 과거 뇌수막염 접종이라고 부르던 b형 헤모필루스 인플루엔자 균(Hib)을 말하는 것입니다. 지금 이야기하는 접종은 수막구균에 의한 뇌수막염 접종이므로 엄연히 다른 접종입니다. 둘 다 뇌수막염을 일으키는 치명적인 균이지만, 병의 심각성을 따지면 수막구균(Neisseria meningitides: meningococcus)이 한 수 위입니다. 따라서 용어가 어려울 수 있지만, 의료기관에 갔을 때 단순히 뇌수막염 접종이라고 하지 말고, b형 헤모필루스 인플루엔자 접종과 수막구균 접종을 구분해서 이야기 할 수 있는 약간의 지식이 필요합니다.

수막구균 접종은 금액이 상당히 비싼 편인데요. 그렇다 보니 고가의 접종을 꼭 맞아야 하는지, 연령별로 맞는 횟수가 다른데 언제 맞아야 하는지 고민이 될 것입니다. 결론부터 말하자면 접종해서 손해 볼 일은 없겠지만, 그럼에도 불구하고 비용 대비 가성비는 상당히 떨어지는 접종이라고 할 수 있습니다.

사람들이 뇌수막염 접종으로 알고 있는 접종을 하면, 평생 뇌수막염에 걸리지 않는 것으로 오해하는 경우가 많은데요. 우리가 주로 경험하는 수막염은 바이러스에 의한 것이 많고, 이는 현재 시행하는 백신으로 예방되는 것이 아니라는 것을 말하고 싶습니다. 접종으로 예방되는 수막염은 세균성 수막염으로 그 중 한가지가 수막구균 백신에 들어있는 균주입니다. 하지만 세균성 수막염 중에서도 수막구균에 의한 감염의 경우에는 사망률만 이야기해도 무려 10%에 달할 정도로 치명적인 위험성을 가지고 있습니다. 그래서 예방에 관심을 기울여야 합니다.

그러나 이와는 별도로 국내 질병관리본부의 통계에 따르면 발병은 미약해서 연간 20명 이내의 환자가 보고되고 있습니다. 하지만 좀 더 정확히 살펴보면, 이 질병 자체가 병균 검출이 잘 안 되는 것이 많기 때문에 실제

발병은 연간 약 250명에서 2,000명 정도에서 환자가 발생할 것이라는 의견도 있습니다. 결국 이 균은 아주 위험한 질병이지만 빈도는 많지 않아서 모든 아이들에게 접종을 권고하기에는 비용 대비 실효성은 크지 않다고 할 수 있습니다. 따라서 접종을 원하는 아이들은 접종을 하되, 그 외의 아이들에게는 일괄적으로 접종을 권고하지는 않고 있습니다.

조금 생소하겠지만 접종을 권고하는 대상자는 면역계의 일부인 보체 결핍이 있는 아이, 비장이 실제 없거나 기능적으로 없는 아이, 수막구균을 다루는 직업에 있는 사람, 소속된 단체에서 질병이 발병한 경우입니다.

또한, 실질적으로 접종이 필요한 경우는, 서유럽을 포함한 유럽, 미국, 캐나다, 호주, 뉴질랜드 등으로 학교를 보내야 하거나, 해당학교에서 예방접종증명원에 수막구균 접종 기록을 요구할 때와 기숙학교에 보내야 할 때는 접종을 권고합니다. 조금은 드문 예이지만 수막구균 위험지역으로 가야할 경우가 있는데요. 사하라사막 이남 아프리카 수막구균벨트나 중동지역의 대규모 종교행사에 방문할 때입니다.

IV. 예방접종, 바로 알고 제대로 맞기 (FAQ)

접종 주사를 엉덩이에 하면 안되나요?

근육주사나 피하접종의 경우에 예방접종은 엉덩이에 접종하면 안 됩니다. 혹시 엉덩이 근육에 접종했다면 정상적으로 항체가 형성되지 않는 경우가 많아 재접종해야 합니다.

그리고 연령에 따른 근육 또는 피하접종부위는 대퇴부(앞쪽 허벅지) 바깥쪽이나 삼각근(어깨의 근육)에 접종합니다. 대체적으로 돌 이전 영유아는 대퇴부 바깥쪽에 놓고 돌이 지나서 어깨의 근육 양이 충분하면 삼각근에 접종합니다. 그러나 만 3세 이전까지는 어깨의 근육 양이 충분치 못하다면 대퇴부 바깥쪽에 접종합니다.

여러 가지 접종을 한번에 다 맞아도 되나요?

일부를 제외하고는 한번에 다 맞지 못할 예방접종은 없습니다. 오히려 나누어 맞게 되면 보호자가 접종 날짜를 잊어 버리는 일도 발생하고, 너무 잦은 병원방문과 접종이 아이 정서에도 좋지 않을 수 있으므로 아이 상태가 양호하다면 동시에 같이 접종을 하는 것이 좋습니다.

열이 조금 나는 것 같은데 맞아도 되나요?

열이 조금 난다고 접종을 못할 이유는 없습니다. 중이염이나 축농증 등의 약을 먹고 있다고 해도 접종을 미룰 필요가 없습니다. 하지만, 아이의 전체적인 상태가 좋지 않을 때 굳이 무리해서 접종할 필요는 없습니다. 예정일 보다 날짜가 조금 지나서 접종해도 문제가 없기 때문입니다. 아이가 주사 맞기를 좋아하는 날은 없겠지만, 보호자가 관찰해보고 아이 상태가 좋은 날 접종하는 것이 보호자뿐만 아니라 접종하는 의사의 마음도 편할 것입니다.

맞고 집에 가서 샤워해도 되나요?

접종하고 집에 가서 간단한 샤워를 비롯한 물로 씻는 것은 문제가 되지 않습니다. 주사 접종 부위에 물이 닿으면 균이 들어갈까 봐 불안해 하는 경우가 있는데요. 이는 전혀 불안해 할 문제가 아닙니다. 주사 이후에 바늘을 빼면 바로 피부가 닫히기 때문에 걱정하지 않아도 괜찮습니다. 다만, 접종이 끝난 아이는 피곤하지 않도록 살펴주는 것이 좋습니다.

접종부위에 붙인 반창고는 언제 떼나요?

접종 후에 붙이는 반창고는 균의 침투를 우려해서가 아닙니다. 주사 바늘을 빼는 동시에 피부가 닫히기 때문에 찔렸던 구멍으로 외부의 균이 들어가는 것은 실질적으로 불가능합니다. 반창고를 붙이는 진짜 이유는 옷에 피가 묻는 것을 막기 위한 것입니다. 따라서 충분히 지혈만 되면 언제든 반창고를 제거해도 괜찮습니다.

예정 시기보다 빨리 맞아도 되나요?

예정시기보다 조금 늦게 접종하는 것은 아무런 문제가 되지 않습니다. 하지만 예정일보다 일찍, 특히 최소 접종 간격이라고 명시된 것보다 일찍 맞으면 문제가 발생할 수 있습니다. 경우에 따라서는 너무 이른 접종은 맞지 않은 것으로 간주해서 다시 접종해야 할 수도 있습니다. 그러므로 접종을 예정 시기보다 빠르게 맞지 않는 것이 좋습니다.

어떤 상품이 좋나요?

백신은 여러 회사에서 다양한 상품이 나오고 있습니다. 따라서 아주 꼼꼼하게 확인하지 않는 이상 의료진들도 어느 회사 어떤 상품이 좋은지 구분하기는 모래사장에서 바늘 찾기만큼이나 어렵습니다. 그만큼 우월을 따지기가 어렵다는 사실을 방증하기도 합니다.

그 중에는 각각의 특징을 확실하게 가진 백신도 있고, 서로 교차 접종할 수 있는 상품들도 있기 때문에 어떤 상품이 좋다고 말하기는 어렵습니다. 다만, 예방접종도우미 사이트나 웹을 통해서 접종 전에 어떤 상품의 접종인지 알고 맞을 수 있으며, 맞고 난 이후에도 어떤 상품을 맞았는지 확인할 수 있습니다.

독감은 매년 맞아야 하나요?

독감 백신은 세계보건기구(WHO)에서 매년 그 해에 유행할 가능성이 높은 독감균주를 미리 예측해서 만들고 있습니다. 매년 독감백신에 들어있는 균주가 대부분 해마다 바뀌게 되는 이유입니다. 따라서 작년 독감백신과 올해 독감백신은 서로 다른 접종이 되기 때문에 이전에 접종한 백신으로 올해 유행할 가능성이 높은 독감을 예방할 수는 없습니다.

접종을 매년 해야 하는 또 한 가지 이유는 독감백신 효과가 일년을 넘기지 않기 때문입니다. 가능하다면 10월에서 11월에 일년에 한 번씩 독감 접종으로 건강을 지킬 것을 권고합니다.

전에 맞은 백신상품이 아닌데, 바뀌어도 괜찮은가요?

물론 전에 맞은 같은 상품으로 맞는 것이 더 안심이 되고 좋을 텐데요. 소아마비접종, b형 헤모필루스 인플루엔자접종, B형간염접종, A형간염접종, 성인파상풍접종 등은 서로 다른 상품으로 접종해도 동일하기 때문에 굳이 같은 상품을 꼭 고집할 이유는 없습니다.

하지만 위에서 알려준 것 이외의 접종은 주의해야 합니다. 서로 다른 제품을 놓을 때 엄격한 기준을 적용하거나, 불가능할 수 있으니 반드시 의료기관과 상의 후에 접종하면 됩니다. 그렇다고 소비자가 이 문제로 걱정할 필요는 없습니다. 의료기관에서 꼼꼼히 확인한 뒤에 접종을 하기 때문입니다.

예방접종 안에 수은이 들어 있다는데 괜찮을까요?

일부 접종에는 미생물 번식을 억제하기 위한 살균보존제로 치메로살을 사용하는 경우가 있습니다. 치메로살은 수은이 함유된 화합물이지만 체내에 들어가면 대변을 통해 체외로 잘 배설이 되는 에칠수은으로 인체에 유해하지 않은 것으로 알려져 있습니다.

하지만, 수은에 대한 노출을 방지하기 위해서 현재 대부분의 백신에는 치메로살을 보존제로 사용하지 않거나 아주 소량만 함유하고 있어 걱정하지 않아도 됩니다. 간혹 주의력결핍 과잉행동장애(ADHD)나 자폐증과 연관성이 있다는 의견이 있었지만 이와는 연관성이 없는 것으로 밝혀졌습니다.

이비인후과 의사가 들려 주는 우리 아이 귀코목

첫째판 1쇄 인쇄 | 2018년 1월 16일

지은이 대한소아이비인후과학회, 대한이비인후과의사회
편집인 문일준
발행인 박종열
발행처 세종의학
(우) 07711 서울시 강서구 화곡로 111, 6층(화곡3동, 스카이빌딩)
전화 (02) 2604-5323 | 팩스 (02) 2603-5323
이메일 pjy5322@naver.com
홈페이지 www.sjmedi.com

* 파본은 교환하여 드립니다.
* 검인은 저자와의 합의하에 생략합니다.

ISBN : 978-89-969681-8-4

정가 17,000원